王寿亭◎著

中医名家 临证验案

# 王寿亭 中医临床80种

U0347333

河南科学技术出版社
·郑州·

## 内容提要

本书内容包括常见疾病80种，其中包括内科、妇产科、五官科等3个部分，每种疾病按照脉象、舌色、病因、症状、治则、处方、加减、按语、医案等进行编写。本书是王寿亭一生经验总结，文字浅显，通俗易懂，适合中医从业人员临床参考。

### 图书在版编目(CIP)数据

王寿亭中医临床80种 / 王寿亭著.—郑州：河南科学技术出版社，2015.12（2024.8重印）

ISBN 978-7-5349-8022-0

Ⅰ.①王… Ⅱ.①王… Ⅲ.①中医学－临床医学－经验－中国－现代 Ⅳ.①R249.7

中国版本图书馆CIP数据核字（2015）第261527号

出版发行：河南科学技术出版社

地址：郑州市郑东新区祥盛街27号 邮编：450016

电话：（0371）65788613 65788629

网址：www.hnstp.cn

责任编辑：邓 为

责任校对：柯 姣

整体设计：张 伟

责任印制：朱 飞

印 刷：永清县晔盛亚胶印有限公司

经 销：全国新华书店

幅面尺寸：170 mm×240 mm 印张：9.75 字数：100千字

版 次：2015年12月第2版 2024年8月第2次印刷

定 价：58.00元

# 序

　　已故王寿亭主任医师是我的恩师。当时，河南中医学院医院（原来是河南省中医院，后改为河南中医学院附属医院，最后改为河南中医学院第一附属医院）名老中医甚多，如李雅言、王寿亭、郑颉云、刘彦桐、郭亚夫、冯汉三、袁子震、吕承全等老中医，皆学验俱丰，各有绝技，各有高招，是中医界的精英。

　　我在河南中医学院上学时，学校为了继承老中医的经验，特意为我们1958级学生（学校首届学生）举行了拜师会，让他们更好地把经验传授给学生。学校把我指定为王寿亭的弟子，正式成为师徒关系。此后在课余时间和课间见习，我随王老师侍诊较多，王老师诲人不倦，口传心授，教得非常认真。

　　人云：师徒如父子，一点也不错。因此，学来的经验不少。记得有一次，我在病房实习时，王老师运用中医理论，治愈了一例慢性顽固性的病证，至今记忆犹新。患者禹某某，男，32岁，于1962年3月入院。患病12年，腹泻、便秘交替出现，久治无效。经王老师辨证，以益气养血、健脾补肾为主，方用六味地黄汤加味，服第一剂即效，原方继服，痊愈出院。吾师小结诗云："泄泻十二载，津耗转便秘，五行把证辨，药物奏效奇。健脾不利水，

反而生津液。润肠又止泻，阳旺阴自足。"（本书有此案，更详）

有缘毕竟有缘。2013年其外孙花玉明同志来我家看病时，提及我跟王老师的关系（他事先知道），非常亲切，后不久把保存多年的王老师生前写成的《中医临床80种》稿本（未曾出版过）送给我，我喜出望外，好像又在王老师面前聆听教诲一样，他那慈祥的面容，又浮现在我的眼前，弥足珍贵。我一直在想，老师的独特经验，只我一人得到，如果长期沉睡下去，岂不可惜！把它出版了，公之于世，可让更多人受益，岂不是一件大好事吗？

经征求花玉明同志和其舅父王西林先生的意见，他们都认为是件好事，乐意把稿件交给出版社出版。我想，王老师在天之灵有知，也应为之高兴。值得一提的是，若不是花玉明同志的精心保存和大公无私的精神，其后果是不堪设想的，而西林先生对其父的著作面世，当然也是很高兴的。他们这种奉献精神，实在令人钦佩。据花玉明同志讲，此稿成于1976年。

这80种病，都是临床常见病，有些病的治疗比较棘手。分内科部分、妇科部分和五官科部分。每种病都条分缕析，治则、方药、用量等都非常明确，尤其是按语，写得非常到位，反映出作者的心声和体会，画龙点睛，难能可贵。

在此书即将出版之际，我有幸为之写序，非常荣幸。我总认为，王老师的东西，非常纯真，愿同广大读者共享这一大作吧。

河南中医学院第三附属医院　张　磊（时年八十有六）

2015年5月3日

# 前　言

　　新中国成立后三十年来，有关上级部门提出对祖国医学进行系统学习、全面掌握、整理提高的方针，从而使祖国医学得到了迅速的发展，在一九五二年贯彻了预防为主的卫生方针指导下，历年来使中医中药在预防治疗等方面，起了巨大作用，放出了灿烂的异彩，让每一个人都深深地体会到祖国医学是一个济世保健、防治疾病的宝库。继承和发扬祖国医学遗产，是每个医务工作者的神圣职责，也是每个卫生工作者的光荣任务。

　　祖国医学浩如烟海，学派林立，各家著书不胜枚举。余虽从事中医临床工作五十年，但由于个人学识浅陋，己得之见非常浅薄，临床经验很不成熟，在党的中医政策和"双百"方针的鼓舞下，以及实习同学们迫切要求下，余为了共同学习、互相研究、取长补短，将近几年来的部分医案，以及向进修实习同学们的讲稿，以抛砖引玉的精神，抱着继承和提高的态度，初步整理成册的《中医临床80种》，是按四诊八纲、五行生克制化、审因辨证论治的精神，再次校讹，整理成册。其内容以临床实践经验为基础，以祖国医学病因病机而立论，其中部分运用现代医学诊断而命名，如胃及十二指肠溃疡、肺结核、脑出血、肾炎、神经衰弱等，均是现代医学病名，在临床中均以中药治验所得而定，且思医学的发展亦是伴随着社会科学的发展而发展，例如中医称之肠痈，与现代医学之阑尾炎，脉证颇能吻合，在古今论治上其效果亦能立竿见影，如解剖学称之阑尾，中医为之阑门。按照哲学的观点，实践是检验真理的标准，特别是现代社会科学的飞速发展，倘若墨守成规止而不进，焉能继承与发展。

继承和发扬祖国医学遗产，必须遵照"古为今用""洋为中用"和"推陈出新"的方针，也就是取其精华，去其糟粕，只有持这样的科学态度，才可以克服墨守成规的思想，对祖国医学要有创造立新的态度，必须学会用一分为二的辩证方法去处理各种问题，提高分析水平，加强研究，全面结合，才可以对于多种并发症和错综复杂性的病证，取得较好的治疗效果。为了中西医结合，以及适合于学习中医者临床参考之用，所以愿把自己的多年医疗经验加以总结，贡献给党和人民，贡献于社会主义祖国。

由于本人水平有限，经验不够成熟，书中的缺点错误在所难免，望同志们提出宝贵意见，批评指正。

王寿亭

# 目 录

内科部分

## 概述

　　内科部分疾病，祖国医学在诊断治疗时，是以整体观念全面结合，用综合性的疗法来处理，例如内伤七情、外感六淫，错综复杂，互相影响。在治疗方面，情况不明、方法不对、治疗不当、延长失治、已久不愈，病势就会有越来越不良的结果。所以我们医务工作者，必须严格掌握四诊八纲辨证论治的原则，并采用五行生克制化来分析、研究、归纳、判断，还要因地、因时、因人制宜，更需要掌握现代医学科学仪器的检查方法，最后才能得到初步的诊治结果。在治疗方面，应注意地域气候有南北之分，年岁有老少不同，身体有强弱之别，更重要的是每一种病要分轻重缓急的不同，极为重要。

　　关于处方配伍与阴阳五行生克制化，在临床上的运用有着重要关系，例如肺虚元气不足，理当培土生金之法治之。又如肾亏阴虚肝旺者，法宜滋水涵木之法治之。再如地黄汤滋其阴，壮水以制火，如雨以润之。如逍遥散以疏其木，木若条达，肝以泄为补，故如风以散之。脾土健强则元气自足，肾水足则邪火自降。所以阴阳五行在临床的运用也是极为重要的。

　　例如一般常见疾病，经长期治疗无效，已久不愈，这是为什么？医者应注意到疾病的特殊性和并发症的复杂性问题，所以必须采用整体观念、全面结合的方法，再加以分析判断，就会有正确的认识和处理方法。

# 伤风（单纯性伤风）

【脉舌】脉浮而缓，舌质淡红，苔薄白。

【病因】脾肺虚损，腠理不密，外感风邪所致。

【症状】发热自汗出，畏风恶寒，头痛、头晕、身痛、鼻塞、流清涕、咳嗽，小便黄。

【治则】疏风解表。

【处方】柴胡12g，葛根12g，羌活6g，防风6g，川芎1.5g，白芷6g，荆芥6g，薄荷6g，菊花10g，桂枝10g，白芍10g，甘草3g。

【加减】头痛甚者加生石膏30g，高热者加栀子10g、黄芩10g、生石膏30g，胸腹饱胀者加枳壳12g、厚朴12g，泄泻者加白术10g、茯苓10g。

【按语】风为天之气，属于阳邪，天地间无所不入，其为六淫之首，百病之长，其中人者最速，其为病者最广，人所受之者，轻者为伤风，重者为中风，故方中用柴胡、葛根以解肌，用荆芥、薄荷以散表邪，用川芎、白芷、菊花以治头痛，桂枝配羌活以走太阳疏散表邪，又能定周身百节之痛，并能入营分，使营分之邪达之肌表，佐白芍以收敛而和营，并能使散发药力不致过猛，从而达到表邪解、自汗止的治疗目的。

# 感冒（风寒合并）

【脉舌】脉浮缓或浮紧，或浮洪大而数，舌质淡润，苔薄白。

【病因】素常体虚，或劳汗出，或脱帽宽衣，或天气突然寒冷，气候变化无常，由于本人体虚，腠理不固，风寒之邪乘虚而入，以致为病。

【症状】憎寒发热，头痛身重，周身关节疼痛，鼻流清涕，鼻塞声重，四肢困倦无力，咳嗽无汗，小便黄或赤。

【治则】疏表邪而散外寒。

【处方】柴胡15g，葛根15g，白芷10g，细辛5g，苏叶10g，桂枝12g，石膏30g，枳壳12g，厚朴12g，薄荷5g，甘草3g，防风10g。水煎服后盖被汗出愈。

【加减】胃满腹胀不思饮食者加陈皮12g、草果12g，气虚气短者加党参12g，渴者加花粉10g，咳嗽者加炙麻黄10g、杏仁10g。

【按语】此病属风寒雨伤，治宜解表而散外寒，方用柴胡、葛根以解肌，佐苏叶、防风通行周身随所引而无不至，使周身之邪自解。方中用桂枝辛温散表邪并能入营分，使营分之邪达之肌表，佐石膏以退热。二味同用，桂枝得石膏则不温燥，石膏配桂枝则不寒胃，互有相济，散表邪而退热，热退寒散，身痛自止，乃病自愈。

# 流行性感冒（疫气流行）

【脉舌】脉象微浮而数，舌质红，苔白微黄。

【病因】此症多发于冬末春初之间，盖冬属于阴，春属于阳，冬末春初之时，正处于阴阳交换之际，又是阴衰阳旺之时，春风旺盛，故多风邪，人处其中，正气不足，偶有不慎，易感外邪，邪为疫疠之毒，风为百病之长，六淫为首，其中人者最速，其为病者最广，故发病为疫气流行不息，所以称为流行性感冒。

【症状】初起微有恶寒壮热，头痛，头晕，遍身疼痛，咳嗽，小便黄，口干自汗出，鼻塞，喷嚏，流清涕，咽痛。

【治则】疏风解表，清温解毒。

【处方】柴胡12g，黄芩6g，葛根12g，升麻10g，银花12g，连翘12g，桑叶10g，杏仁10g，菊花10g，薄荷6g，甘草3g。水煎服。

【加减】头痛甚者加生石膏30g，热甚者加黄芩10g、知母10g、生石膏30g，渴者加花粉10g，咽喉痛者加桔梗12g，胃满不消者加枳壳12g、厚朴12g。

【按语】此病属感受风邪疫疠之毒，是一种流行性病毒，人所受之者即病，故流传不断，法宜清温解毒之法为主，佐以疏风解表之法治之。方用柴胡、葛根解肌以退热，佐升麻以升阳而解疫疠之毒；用黄芩以退热，清肺于大肠；银花、连翘清热解毒并有抗菌作用；用桑皮、杏仁清肺而止咳嗽，佐菊花、薄荷清头目而散风邪，从而达到退热解毒的治疗目的。

# 麻 疹

【脉舌】脉象浮大而数，舌质红，中心苔白，或微黄而干燥缺津。

【病因】此症多发于冬末春初之际，此时阳气上升，阴气下降，阴阳交换寒热不定，春气旺盛，邪气乘机妄动，人所受之即病。

【症状】头痛、身痛，憎寒发热，鼻塞声重，鼻流清涕，打喷嚏，两眼泪汪汪，咳嗽，口干甚则发渴。

【治则】法当分三期治疗。

（1）疹初期，是麻疹未出似出之时。

（2）疹中期，疹正出之时，及全身正出未全之时。

（3）疹后期，麻疹初收及全身收没后，余热未尽时。

【处方】

（1）麻疹初期方用：升麻6g，葛根10g，赤芍6g，荆芥3g，薄荷3g，桔梗5g，甘草1.5g。

（2）麻疹中期方用：升麻5g，葛根6g，薄荷6g，苇根10g，银花6g，连翘6g，栀子6g，桔梗6g，贝母6g，甘草1.5g。

（3）麻疹后期方用：玄参6g，升麻3g，桔梗6g，贝母5g，麦冬6g，生地6g，银花6g，花粉3g，知母3g，白芍5g，甘草3g。

【按语】麻疹是一种传染性疾病，在治疗方面，分为三个时期治疗。

（1）麻疹初期开始身发热、咳嗽、两眼泪汪汪，检查面部耳后及胸部麻疹似出未出之时，乃为疹初期，治当用解表透毒之法。

（2）麻疹中期是麻疹正出，或正出未全之时，为之中期，法宜清热败毒之法。

（3）麻疹后期，是麻疹全出周身已透，以及收皮后，余热未尽之时，为之疹后期，法宜养阴润燥、生津凉血之法治之，余毒自尽，身热自消。

根据笔者治麻疹数十年之经验，分为三期治疗较为妥善。只要按三期治疗原则出入加减不致有差，在处方治疗中，主要药物妙在升麻，按升麻性升，医者均知为升提之药，并认为疹初期可以用之，根据古代文献记载，斑疹已出之后，即不用之，因升发透达功力过强，故不用之。

余临床数十年对于麻疹的治疗经验，认为古代文献的记载也是正确的，所以我也知道升麻有升提之功及透发性过强，由于升麻有升提透发之功，正是麻疹对症之药。

因麻疹有三怕：一怕风；二怕寒；三怕不出。所以用升麻不唯有透发之性，并有清热解毒之效，又能使疫毒外达，故取其性而用之。

麻疹有三危：一不出者危；二正出而又收回者危；三疹后余毒未尽者危，或变症百出。

按麻疹有三怕三危的重要关系，因此初期用升麻以透毒为主，使疫毒外达。所以麻疹初期用升麻是必要之药。

在中期用升麻，使疫毒不得收回，并且中期热毒正盛，用升麻加入清热解毒之剂，能使疫疬之毒无处躲藏。

在末期用升麻，使疫毒继续透达，不致后遗他疾，方中用芍药性寒味酸有收敛之功，与升麻同用以缓升麻透发之力过强，不致有伤而病自愈。

# 麻疹并发肺炎

【脉舌】脉象微细而数，舌质红，苔白，中心微黄而干燥缺津。

【病因】由于麻疹高热热甚，大热伤阴，阴虚而生热，邪热上冲于肺，金被火克，以致元气不足，故邪热乘虚而归于肺，以致出现呼吸困难，或喘促加剧等症状。

【症状】发热咳嗽，呼吸困难，气急短促，面颊苍白，鼻翼翕动，烦躁不安，口干发渴，甚则谵语，或唇发紫，小便黄。

【治则】养阴清肺，解热败毒。

【处方】玄参10g，桔梗6g，桑皮6g，黄芩5g，栀子6g，连翘6g，杏仁5g，黄连1.5g，麦冬6g，瓜蒌仁5g，贝母5g，甘草3g。水煎徐徐服。

【方歌】

玄参桔梗桑黄芩，栀子连翘加杏仁。

黄连麦冬蒌贝草，专治肺炎胜西林。

【按语】此病属大热伤于阴，阴虚水亏而不能制火，又兼热则伤气，肺阴被伤，邪热乘虚归结于肺为病。法宜养阴清肺、解毒败毒之法为主，方中用玄参壮水以制火，用栀子、连翘、黄连以清热解毒，佐黄芩清肺而消炎，用麦冬以润燥而养肺阴，加瓜蒌仁、贝母以止嗽定喘，使呼吸即可通畅，方用桔梗味甘性平微苦，色白入肺，载药上浮，使气得升降而益和，且以保肺防燥药之上僭，故为肺家的引经专药，亦为清肺之要品，佐甘草性平味甘，和诸药解百毒，使群药不争，达到清热败毒的治疗目的。

# 百日咳

【脉舌】脉象沉细者为多，舌质淡红，中心微薄白苔，也有舌上无苔的。

【病因】因感受四时不正之气，寒热不均，邪气乘机妄动，为之疫疬之毒流行不息，人若受之者即病，一年四季皆有此邪，唯冬末春初之时较为多病，此症多发于小儿，盖小儿五脏娇嫩，体质软弱，气力不足，易感外邪为病。

【症状】此病发作是阵发性咳嗽，连续不断，数十声而不能还气，甚则面唇发青，眼目也有浮肿现象，或致鼻衄，嗽定还气时有鸡鸣声，咳嗽停止后面唇色气徐徐转为正常。

【治则】清肺败毒，止嗽定喘。

【处方1】苇根15g，薏苡仁15g，冬瓜子15g，葶苈子10g，桃仁5g，款冬花10g，百合10g。水煎服。小儿每剂分4次服，或徐徐服，轻者1~3剂有效，重者3~5剂即可痊愈。

【方歌】

> 百日咳病小儿多，千金苇茎通肺络。
>
> 苇根苡仁冬瓜子，桃仁葶苈花百合。

【处方2】脾虚元气不足，咳嗽已久可用之。党参15g，白术12g，茯苓12g，甘草3g。水煎服，1~3剂即可痊愈。

【按语】此病多发于小儿，盖小儿体质娇嫩，元气不足，由于抵抗力差，不正之邪易感受之，邪为四时不正之气，乘机妄动，流行不息，小儿感受则发为病，此为疫毒入肺，以致肺金被伤而不能制木，肝木旺盛上冲于肺，下克脾土，使脾土失去传运之职，而造成胃气不和，不和则胃气上逆，肝邪上冲而郁于肺，使肺气不得下降，所以邪积郁于肺而发为阵发性咳嗽。

本病乃疫毒之气为病，疫者有传染之义。按现代医学称为百日咳杆菌感染所致，对小儿的危害极为严重。

处方1用苇根以清肺邪为君，用薏苡仁色白入肺以利湿邪而补肺阴，冬瓜子治肺痈有洗涤脓血之功，既能杀灭疫毒，又能使邪气可从小便而出，佐葶苈以定喘，和桃仁以活肺中之瘀，用款冬花、百合以固金保肺，咳嗽自止。

处方1用桃仁取其入肺活血化瘀之功，瘀去正气通畅，则邪气自然消除。

处方2用四君子汤治疗，是咳嗽已久脾肺虚损，用此扶正气，正气足则疫气自除。

# 腮腺炎

【脉舌】脉象浮数有力，舌质红，中心有薄白苔，甚则苔微黄。

【病因】此病多发于冬末春初之际，因春季属木，肝木旺盛，阳气上升，疫邪乘机妄动，人所受之者即病。肝属于木，木克土则脾虚而不能生金，肺气衰弱，故易感外邪致病。

【症状】微恶寒发热，头晕身困，耳下前后结肿，甚则胀痛。

【治则】清热解疫，消肿败毒。

【处方】柴胡12g，前胡12g，玄参12g，升麻10g，牛蒡子6g，薄荷6g，银花12g，连翘12g，蒲公英12g，甘草3g。水煎服。

【加减】如头痛高热者加知母10g、生石膏25g，如耳下前后肿胀硬痛者加苏叶10g、乌梅10g，大便干者加草决明30g，小便黄者加滑石20g。

【按语】此病属于疫疠之毒为病，多发于冬末春初之时，木旺则克土，脾虚金气弱。故内因元气不足，金不能制木，而形成肝阳妄动所致，又加外因疫疠之气乘虚而入，故合而为病，一名痄腮，又名肿脖瘟。

方用柴胡使少阳之清阳上升，用前胡使少阳之浊阴下降。二味合用是一升一降，故有消痈散肿败毒之功，肝胆之风热非此不能除。用银花、连翘以消炎，佐升麻以散风热，透达疫疠之毒，并有升清降浊之效。玄参色黑属肾，壮水以制火，佐牛蒡子以散上焦之肿毒，所以痛止肿痛，则病自愈。

# 疟 疾

【脉舌】脉象弦数有力，舌苔白厚腻干燥，或微黄缺津。

【病因】

（1）按古代医学所谓，多因生冷瓜果不洁食物郁积于肠胃，外感暑湿风寒之邪入于肝胆，其病在半表半里，以致营卫不和，阳胜则热，阴胜则寒，阴阳相遇寒热交作，昼发属气，夜发属血，邪在气分为阳，邪在血分为阴。又有湿郁而化痰，无痰不作疟之说。

（2）按现代医学所谓，疟疾是蚊子传染，检查化验有疟原虫发现。

（3）但结合临床实践经验，化验有疟原虫发现者，即谓现代医学所说的疟原虫疟疾。

（4）如化验无疟原虫发现，即谓古代医学所说的湿郁而化痰，无痰不作疟的道理。

【症状】发冷发热，有先冷后热者，有先热后冷者，也有头痛身痛、发渴口干、喜饮、小便黄、身困无力等。

【治则】利湿化痰，调和营卫为主。

【处方】常山15g，槟榔15g，乌梅10g，知母10g，柴胡10g，甘草3g，生姜3g，大枣3个。水煎，早晨空腹服。

【加减】如头痛甚者加石膏30g，渴者加花粉10g，热盛者加黄芩10g，寒盛者加干姜6g，若唇裂舌燥者加大黄12g，舌苔黄燥或发黑色者加大黄12g，或已久发作不愈加何首乌20g、草果10g，呕吐者加代赭石15g，气虚者加党参15g、黄芪20g，血虚者加当归12g、熟地15g，痰多者加茯苓20g、半夏12g，大便干者加草决明30g。

【按语】疟疾病因分为两种。

（1）古代医学所谓的疟疾是外感暑湿之邪，内伤生冷不洁之食物郁积而化痰，无痰不作疟。

（2）现代医学所谓疟疾是蚊子传染，检查化验有疟原虫发现，所以称之为疟原虫疟疾。

古代医家对此病论述颇多，分类也详，又分为寒疟、温疟、瘴疟，以及一日疟、间日疟、三日疟。现代医学分为恶性疟、间日疟、三日疟等。

总的情况，本病多发于夏秋之间，由于暑湿之邪郁积和蚊子传染所致，都是正确的。

但在治疗方面，是以利湿化痰，调和营卫为主。方用常山去痰而截疟，佐槟榔以攻坚破积，并能消食而引痰；用乌梅以敛阴，佐知母以退阴中之热；用柴胡以引经，为和解少阳半表半里之主药，并能使寒热不再相遇，其中加生姜、大枣以和营卫，营卫和则寒热自除，邪气自解，乃病自愈。

在本病的治疗中，常山为治疟疾之要药。常山味辛苦而寒，有毒，能引吐行水，去老痰积饮，但常山的特性和配伍的关系也须知，常山配甘草则吐，得大黄则利，得乌梅、穿山甲则入肝，得小麦、竹叶则入心，得秫米、麻黄则入肺，得龙骨、附子则入肾，得草果、槟榔则入脾。

常山生用和热服则使人吐，用酒浸炒透用则不吐，冷服或同代赭石服则不吐，简要须知。

# 慢性温热病

【脉舌】脉象微浮而数，舌苔薄白而黄，或干燥缺津。

【病因】素因体虚，元气不足，感受风寒入里未病，风寒之邪伏藏于营卫之间，郁而化热，复受外感引起发热为病。

【症状】发热头痛，周身疼痛，乏困无力，口干发渴，小便黄，或日晡潮热，或日轻夜重，甚则日久不愈。

【治则】透肌解表，清温退热。

【处方】柴胡15g，葛根15g，桂枝12g，生石膏30g，栀子10g，枳壳12g，厚朴12g，苏叶10g，薄荷6g，甘草3g。水煎服。

【加减】如发热甚者加黄芩10g，渴者加花粉10g、麦冬10g，胃满不消者加槟榔10g、瓦楞子20g，大便干燥者加草决明30g，自汗出者去苏叶加白芍15g，如高热不退者加倍生石膏即用60g、知母12g。

【按语】在慢性温热一病，有轻重之别，轻者属于慢性发热，或时热时退，或日轻夜重，头痛头晕，周身疼痛，乏困无力，食欲不振，口干等。

重者虽然属于慢性温热病，但是发热较重，甚则高热不退，大渴饮饮，头痛头晕，全身困痛，乏困无力，口干苦，不欲食等。

总的病机是内有伏邪蕴藏已久，复受外感风寒，属于内结外通，故发为慢性温热病。主要症状为高热，或慢发热为本病之特征。

在临床常见到患者高热不退，或低热长期不愈，治疗不当，延长失治，患者身体越来越虚，病势越来越重，所以患者的痛苦就越来越大。

医者必须加强研究如何处理温热病问题，在治疗方面，关键在于对本病的情况认识和治疗方法。

此病属于伏邪蕴藏已久郁而化热在里，又受外感风寒，此为内结外迎，伏邪乘机发作为病，高热不退，或低热持久不愈。

温热病方用桂枝、苏叶道理何在？本病是伏邪在里化热，又受风寒在表束滞，故长期发热不愈，用桂枝入营分，使营分之邪达之肌表，配苏叶疏表邪而散风寒，并且桂枝配生石膏则不辛温，退热而散表邪。生石膏配栀子、枳壳、厚朴破里滞，祛伏邪而清内热。所以寒散热退，乃病自愈。

【医案】

（1）伏气温病，邪传心包（高热）

患者奈××，男，28岁，住西华县，磷肥厂工人。护送人代诉，自1971年12月8日得病，开始高热自汗出，甚至四肢抽搐、痉挛，口中出血，半夜抽搐11次，烦躁不安，甚则乱跑打人骂人。得病6天，病势逐渐加重，住某医院治疗3个月，高热不退，也无诊断结果，让转院治疗。

又转某医院，治疗3个多月，仍然高热不退，烦躁不安，最后诊断为癫痫合并精神失常。院方建议让患者转院治疗。厂方派出5位青壮年工人护送至郑州到某医院检查与治疗10天无效，仍是高热不退，病势严重，也无诊断结果，让患者转精神病院治疗。

这5个护送人商量，先去中医学院看看再说，即来至本院门诊就诊。

初诊是1972年6月23日，患者脉象弦数有力，舌质微红，苔微黄，缺津，神志昏迷，两眼发呆，烦躁发急，面黄肌瘦，护送人代诉患者得病及治疗经过。

辨证：此证高热狂躁，神志昏迷，已经6个多月不愈，乃系本人禀赋不足，素常阴虚肝旺，邪火上冲，由于阴虚邪火旺盛，又兼新感与伏邪传入心包，故出现高热不止等症状，诊断为：伏气温病，邪传心包。

治则：法宜养血清肺而平肝，滋阴壮水以制火为主，佐以退热而清除伏邪之法治之。

处方：当归12g，白芍25g，生地21g，乌梅12g，玄参15g，生石膏30g，钩藤15g，茅根12g，黑栀子12g，麦冬12g，生牡蛎15g，甘草3g。3剂。水煎服。

当日诊断之后，患者和护送人员同住旅社，服药1剂，患者发热有所减轻，精神有所好转。又服第2剂药后，高热已退，体温正常，神志清醒，饮食增加，睡眠也好。护送人把服药情况及病情好转等述说一遍。

复诊：患者脉象缓和，舌质淡红，舌上津液润泽，精神爽快，自述睡眠也好，二便正常，业已痊愈。

再取药3剂，回去服，巩固疗效，以免复发。

按语：此病本属禀赋不足，素因体虚，感受外邪所致。《黄帝内经》所谓"邪之所凑，其气必虚"是也。因感受外邪入里，蓄积于内而未发病，已久又感受风寒，故蓄积之邪乘机发作，以致高热不止，烦躁不安，乃系伏气温病。夫温热者，热蒸则伤阴，阴虚则肾水亏。由于肾水不足，则水不涵木，故引起肝火旺盛；由于本身阴虚，肝火旺盛，又加外感和伏邪的暴发，因而发热不止，越来越重。故热蒸则伤阴，阴虚更生热，所以邪传心包，以致出现神昏、谵语、狂躁不安。

在治疗方面，法当养血清肺而平肝，滋阴壮水以制火。方用当归、白芍以养血，用麦冬、生石膏养阴润燥以清肺胃之热。用玄参黑色属肾，肾者属水，故壮水以制火。用生地滋阴以退阳。乌梅味酸入肝，使肝火下降，乌梅色黑属肾，肾主骨，故有入骨退蒸之效。用黑栀子、茅根，专除心包之伏邪，使热邪可以从小便排出。只要内热清除，则热自退，热退则病自愈。

（2）因暑新感兼湿温

患者刘××，女，47岁，初诊于1972年8月20日。患者爱人代诉，20天前开始发冷、发热，体温40℃，经治疗无效，昨晚体温仍40℃，呕吐，不能食，周身关节疼痛。

辨证：脉象细数，舌质红，苔白厚腻微黄，高热不退，此病系7月底发病，当时正是暑月之时，湿热之气正盛，因天炎热，热则伤气，由于本身元气不足，外邪乘机而侵，故又因感受风寒，由于风寒之邪侵犯入里，郁而化热，因暑必兼湿热结合，故发为湿温，所以诊为因暑新感兼湿温。

治则：疏表邪而散外寒，行里滞而清内热，兼利湿邪为主。

处方：柴胡15g，葛根15g，白芷10g，细辛3g，苏叶10g，桂枝10g，薄荷6g，生石膏45g，知母6g，黄芩10g，白芍12g，厚朴12g，槟榔10g，草果10g，甘草3g。

当日诊断之后，按急诊处理，开药一剂，急煎温服。

第二天早晨复诊，患者自述，昨天在此诊断后，回去服药，发热逐渐减退，昨晚体温正常，今晨恶心、呕吐也愈，饮食增加，自觉舒畅，别无他感。

此病服药一剂痊愈，理当照方再服一剂，巩固疗效，以免复发。

**按语：**此病20余天，高热不退，恶心、呕吐、不欲食乃是先伤于暑热之气，因热又受风寒，入里郁而化热，暑必兼湿，湿郁又化为热，所以暑热之邪潜伏于里，又加上湿热和新感入里化热合并，故发热不止。但新感，即风寒外感，由于外感束滞，皮肤毛窍闭塞，内部阳气不得外越，所存在的热邪也不得从皮肤毛窍散发，因而方用柴胡、葛根解表而退热。加苏叶与柴胡、葛根疏表邪而散外寒，用槟榔、草果、厚朴行里滞而清内热，用白芷、细辛味辛香窜，通经络，透九窍，以散湿邪。用桂枝辛温解表，佐生石膏、知母、黄芩以退热，并能散寒凉而不伤胃，辛温而不伤阴，使之阴阳和平，寒散热退，病自消除。用白芍佐甘草敛阴而和中，并能使寒药不滞，发散药不猛，缓和群药，团结一致，所以很快达到治疗效果。

（3）表里俱虚型新感（高热）

患者赵××，男，18岁，初诊于1972年6月24日，患者父亲代诉，6天前得病，开始发冷、发热，体温39.5℃，经在某医院治疗后汗出不止。同时，患者大汗亡阳，虚脱不省人事，即目直上视严重，并发现四肢厥冷，软而无力，不能食，下肢抽搐，腰腿剧痛，现已7天，仍是高热不退，汗出不止，治疗无效。

辨证：脉象沉细，舌质红。此病本属夏季炎热之时感受风寒所致。故身冷发热，由于出汗过多，表里俱虚，气不归元，而阳气浮越于外，故发现高热，四肢厥逆，软而无力，因大热伤于阴，阳虚自汗出，此是阴阳双虚，气血双亏所致。阴虚则发热，阳虚则肢寒。由于血不荣筋，则下肢抽筋，腰腿剧痛。因元气不足，则四肢软而无力，甚则虚脱，汗出不止，乃属于阴阳表里，气血俱虚之证。

治则：补气养血，收阳归内。

处方：黄芪30g，当归12g，蒸首乌15g，白芍12g，党参15g，麦冬12g，五味子10g，陈皮10g，知母6g，生牡蛎12g，瓦楞子30g，甘草3g。

当时病势严重，按急诊处理。开药一剂，急煎服，观察疗效。患者服药后，当日晚冷热即退，汗出亦止，下肢抽筋、腰腿痛也愈。复诊已愈，仍照原方再服一剂，巩固疗效，以免复发。

按语：由于患者禀赋不足，身体衰弱，又因天气炎热，热则伤气，肺气虚，五脏之气皆虚，所以属于虚证。由于肾虚感受风寒，风寒之邪侵犯为之实，故虚中有实。开始是外邪侵犯，发冷发热，然后转变为气虚则冷，血虚作热，也就是阳虚则外寒，阴虚则内热，阴阳双虚，故冷热不止。阳虚者自汗出，四肢软而无力；阴虚者血不荣筋，下肢抽筋，腰腿剧痛，因而属于新感兼表里俱虚之证。由于表里俱虚，阳气就要浮越于外。在治疗方面，法当补气养血，收阳归内之法治之。方用当归、黄芪二味大补元气而养血，蒸首乌气血双补，又能退虚中之热。此方妙在白芍、五味子以酸收，佐生牡蛎滋阴以潜阳，故有收阳归内之效。汗自止，高热自退，疾病痊愈。

（4）阴虚肾亏型妊娠温热病（高热）

患者宋××，女，25岁，初诊于1973年11月12日。

自述从本月1日开始一直高热不退，体温39.6℃，身恶寒，有时汗出，周身痛、腰痛，发渴，大便干，6天未解，小便红黄次数多，经治疗无效，故来此就诊。

辨证：脉象滑数，舌苔白，体温39.5℃，高热发渴，周身疼痛。同时，检查发现已怀孕5个月，腰痛，大便干结，现已6天不解。此属于妊娠阴虚、肾亏、腰痛，又加新感风寒入里，郁而化热，因热甚则伤津液，故大便干，热盛则小便红黄，口感发渴，表里俱热，故高热不止，此为阴虚肾亏型妊娠温热病。

治则：法当清温解表，退热为主，佐以养阴安胎之法治之。

处方：柴胡12g，葛根12g，知母12g，生石膏30g，苏叶10g，薄荷6g，白术12g，黄芩10g，陈皮10g，栀子6g，甘草3g。

当时诊断之后，按急诊处理。开药一剂，急煎服。复诊自述，昨天诊断之后，回去即服药，当日发热即退，大便通利，已转为正常，病已痊愈。又服两剂，巩固疗效，以免复发。

按语：此病本属妊娠温热病，高热不退，大便干结，6天不解，故采用整体观念、全面结合的方法。通过分析研究，决定了清热解表，以退热为主，佐以养阴安胎的治疗方法。此证是内有伏邪，蕴藏已久，没有发作。又因妊娠身虚注意不够，感受风寒，此系内结外迎，伏邪乘机暴发，因而方用柴胡、葛根解肌退热，佐以苏叶疏表邪而散外寒。由于大热伤于阴，故用知母、生石膏养阴以退热，用白术、黄芩二味所谓安胎之妙剂。白术功能健脾，亦有培土生金而达到金水相生之作用。由于金能生水，水足则邪火自降。此方的特点，妙在栀子能清三焦之火，又能祛伏邪从小便而出，佐陈皮引里滞而清风热，加薄荷以辛散使表里之邪无处蕴藏。用甘草以和中，配白术以健脾，正气足则邪自除，乃病自愈。

# 湿温证

【脉舌】脉沉缓而无力，舌质微红，苔白腻而厚。

【病因】此证多发于夏秋之间，暑湿之邪侵犯入里郁而化热，内伤生冷不洁之食物，脾胃受伤，元气不足，湿困脾土，胃气不和而为病。

【症状】

（1）初期身热，头痛、头重，身困倦怠无力，胸闷胃满不欲食，小便短黄，脉缓而无力，苔白腻而厚。

（2）中期身热缠绵不解，下肢沉困，倦怠无力，热结中焦，心下痞闷，周身困痛，渴不欲饮，大便干，或溏，小便短赤，口干苦不欲食，甚则高热神昏谵语，舌质红，苔白腻微黄。

（3）后期湿邪逐渐缓解，胸闷口苦，食不知味。由于大热伤于阴，阴虚更生热，故元气不足，精神不振，乏困无力。

【治则1】初期法宜清热利湿为主，佐以解肌退热之法治之。

【处方】柴胡15g，葛根15g，槟榔10g，厚朴10g，草果10g，知母10g，黄芩10g，白芍12g，茯苓12g，甘草3g。

【加减】如头痛甚者加生石膏30g，泄泻加白术12g、薏苡仁15g，胸闷腹胀加白蔻仁6g，小便不利加滑石20g。

【治则2】中期法宜利湿清温为主，佐以养阴清肺之法治之。

【处方】柴胡15g，黄芩10g，知母10g，石膏30g，槟榔10g，枳壳12g，栀子12g，牡丹皮10g，桔梗12g，甘草3g。

【加减】如阳明经热盛，口干大渴饮饮，汗出，脉洪大，身高热，大便溏，可用党参白虎汤加减，方用：党参15g，石膏30g，知母10g，石斛10g，竹叶10g，黄芩10g，白芍12g，山药15g，甘草3g。

如心下坚硬扪之则痛，可按中期治疗原则，加厚朴12g、草果10g、瓦楞子20g，大便秘加大黄12g。

【治则3】后期法宜养阴清燥，益气养血之法治之。

【处方】当归12g，白芍15g，生地12g，花粉10g，石斛10g，麦冬12g，知母10g，玄参12g，党参15g，五味子10g，甘草3g。

【加减】自汗出者加黄芪20g、浮小麦30g，阴虚盗汗者加牡蛎15g，心烦不眠者加竹茹10g。

【按语】湿温一病，《黄帝内经》已指出，秋伤于湿。《难经·五十八难》指出湿温之病名，至宋代《类证活人书》对本病的病因、症状、脉象、治法有详细的阐述。伤于湿因而中暑，湿热相搏则发湿温。至明清时代关于病因、病机，医家论述精辟而详，然不外长夏初秋湿气当令，霪雨连绵，秽浊熏人，内伤饮食生冷，脾胃受伤失去运化之功，久而生湿。温病学家吴鞠通、王孟英、叶天士等，均对本病有精辟之阐述，并指出芳香化浊，苦寒清热，淡渗利湿之治疗原则。余在临床数十年对湿温一证，按不同时期、不同症状，用不同的治法，屡见其效。

以上治疗原则，分为三期，三方加减，灵活运用，每见其效，要知治湿温之方法，必先知其湿温之来源。湿为地之气，属于阴邪，其中人者缓，其入人者深。湿侵于里郁而化热为病，故名湿温。

在初期方中用柴胡、葛根以透肌解表，用槟榔以攻坚去滞，厚朴以散胃满；里气和，正气畅，则表邪乃解。如湿温在初期处理不当，转入中期，病势就更加严重，可按中期治疗原则，法宜柴胡白虎汤，以利湿清热为主。在中期治疗高热缓解，神志也清，但身困倦怠无力，精神不振，转为后期，法宜养阴清燥，益气养血之法，随症加减，较为妥善。

**【医案】**

例一：患者岳××，男，12岁，河南杞县人。其父代诉，患儿在50天前，因暑天感寒，症见憎寒发热痞满，精神不振，倦怠无力，持续加重，体温高达40℃左右，神昏谵语，大便溏，小便黄，脉象洪大有力，舌质红干燥，有芒刺满舌，心下硬，按之则痛，呼吸音低微，有虚脱之象，服养阴清肺汤无效。于9月29日，进一步检查，认为此证因长夏之时，遇暑冒雨，感受暑湿之邪郁积于脾胃，已久郁而化热为病，故名湿温，足阳明实证。肥达反应阳性，粪便培养发现伤寒杆菌。方用大承气汤加减治之。

处方：大黄12g，枳实6g，厚朴6g，槟榔10g，牡丹皮6g，栀子6g，桔梗6g，葛根15g，砂仁3g。

此病虽属实证，但目前身体衰弱，骨瘦如柴，声息低微，神昏不识人，因此恐有虚虚之弊，患者心下坚硬如石，按之则痛，舌有芒刺，为之下症。同时急煎一服，患儿晚大便3次，体温由38.6℃降至36.7℃，第二天复诊精神好转，仍以上方去桔梗、槟榔、葛根、栀子，加生地12g、知母6g、花粉10g、麦冬12g就变为增液承气汤，连续服12剂，一直用本方数下数功，症状逐渐减轻，神志清晰，食欲增加，心下硬痛消失，舌上芒刺消退，但仍有口干心烦欲饮，身困无力，方改用党参白虎汤又服3剂而愈。

例二：患者陈××，女，32岁，唐河县人，患者素有体虚，怀孕6个月。由于体虚卫阳不固，长夏当令之湿邪侵犯，郁而化热，湿热缠绵逐渐加重，在未住院前二日不能进食，高热40℃，大渴饮饮，心烦自汗出，大便溏，又兼怀孕 6 个月，肥达反应阳性，粪便培养发现伤寒杆菌。方用党参白虎汤加减治之。

处方：党参15g，生石膏30g，知母6g，石斛10g，竹叶10g，黄芩10g，白芍12g，生山药12g，甘草3g。

当日晚住院服此方一剂，第二天体温由40℃降至38℃，口干减轻，饮水减少，饮食能进，流质饮食吃了4碗，牛奶约900毫升。第三天仍照原方连服两剂，体温降至37.5℃，仍照原方继续再服，共计服18剂，饮食增加，口渴消失，自汗也止，精神好转，脉象缓和，舌质津液润泽，体温正常，自述无不适之感，痊愈出院。

例三：阴××，38 岁，开封人，1962 年 8 月 31 日入院，主诉在半月前，发热口苦，胸满痞闷不欲食，口干不欲饮，四肢困乏无力，随即到医院，治疗无效，病势逐渐加重，当时返回本院住院治疗。

余诊其脉，沉细而数，舌质微红，苔白厚腻微黄，体温40.3℃，周身困痛，胸闷痞满，不思饮食，口干不欲饮，检查疟原虫，又做肥达反应均无阳性体征。

患者病在长夏之时，天气炎热，湿气正盛，由于劳伤过度，湿热之邪乘虚而入为病，故名为湿温证。

法宜清温利湿为主，佐以解肌退热之法治之。用湿温第一方，连服18剂，体温逐渐降至正常，但仍有口干不欲饮，胸闷痞满不欲食，改为湿温第三方又服3剂而愈，共服药21剂，痊愈出院。

# 哮喘证

## 概述

哮喘一证，乃为呼吸道疾病，在发作时，症状表现是呼吸困难，气急短促，甚至张口抬肩，为之喘。喉间有声为之哮。

在临床观察，哮证兼喘者较多，喘证兼哮者少。但是这两种病容易合并，故名哮喘。

《医学正传》说，喘以气息言，哮以声响鸣。《金匮要略》所说的，喉中水鸣声持续常发的即是哮证。哮有热哮、冷哮之分，冷哮多属肺中有寒，热哮则膈上有热。喘可分为虚实两类。张景岳认为实喘者有邪，邪气实也。虚喘者无邪，元气虚也。辨证治疗如下：

## 虚喘证

【脉舌】脉沉细，或虚浮无力，气短自汗出。

【治则】法宜黄芪补气汤治之。

【处方】黄芪30g，党参15g，麦冬10g，五味子10g，陈皮10g，桔梗10g，百合15g，甘草3g。水煎服。

## 实喘证

【脉舌】脉象沉细，或浮大有力，逆气上壅，胸满闷，呼吸困难，乃为之实证。

【治则】法宜苏子降气汤加减治之。

【处方】苏子12g，陈皮10g，枳壳10g，厚朴10g，炙桑皮12g，杏仁10g，瓜蒌仁12g，贝母10g，桔梗10g，甘草3g。水煎服。

## 寒喘证

【脉舌】脉象沉缓，或浮缓无力，舌质淡，苔白腻。呼吸困难，胸闷不适，患者喜热饮，而不喜寒，或身冷四肢厥逆，乃为寒证。

【治则】法宜理中汤加减治之。

【处方】党参15g，白术10g，陈皮10g，半夏10g，炙麻黄6g，杏仁10g，干姜6g，炙款冬花12g，炙百合12g，炙桑皮10g，茯苓12g，甘草3g。水煎服。

## 热喘证

【脉舌】脉象弦数，或浮大有力，舌质红，苔白而黄，干燥缺津，呼吸困难，口干而渴，胸满腹胀，身发热小便黄，乃为热证。

【治则】止嗽清肺饮加减治之。

【处方】沙参30g，麦冬12g，贝母12g，花粉10g，栀子12g，黄芩6g，桔梗10g，炙款冬花12g，炙百合12g，茯苓12g，甘草3g。水煎服。

【按语】哮喘是一般常见疾病，在诊断方面要认真辨证，是虚、是实、是寒、是热，还是单纯性的虚实寒热。在临床常见到寒热相杂，虚实兼并，还有寒久郁而化热者，也有邪实已久转为虚证，所以在临床辨证论治极为重要。

在临床常见到部分哮喘，长期治疗无效，甚至越来越重，久治不愈是为什么？如属单纯性的虚实寒热，或轻度受邪，诊治正确就会很快治愈，疗效就速。如寒热相杂，虚实兼并，诊断模糊，药物乱用，则久治不愈，病势就会愈来愈重，不为少见。

关于哮喘一病，是个复杂性问题，在诊治方面需要整体观念，全面结合，采用综合性疗法，就是以唯物辩证法的方法来处理，例如虚实寒热错综复杂应如何处理：关键在于分析研究，根据患者年岁老少、身体强弱、患病时间长短、病程变化，分析虚实寒热轻重程度，组成综合性疗法，无不取效。

# 肺结核

【脉舌】脉象沉细而弱，舌质淡红，苔薄白或无苔。

【病因】古云"邪之所凑，其气必虚是也"。由于肺虚元气不足，风邪结肺所致，又加阴虚邪火上冲，故咳嗽吐痰为病。

【症状】咳嗽吐痰，胸部隐痛，午后发热，夜则盗汗，体虚身困，倦怠无力，面颊潮红，五心烦热，胃纳欠佳，精神不振。轻者没有明显症状表现，仅觉身困易倦；严重时发现咳嗽吐血吐脓，日晡潮红，夜不能眠，夜则盗汗淋漓，甚则有消瘦、气短、无力等症状。现代医学通过仪器检查透视，才能发现肺结核杆菌，故称为肺结核。

【治则】养阴清肺，固金保肺。

【处方】生地12g，熟地12g，知母10g，贝母10g，款冬花12g，百合12g，枣仁10g，桑皮10g，天冬10g，麦冬10g，白芷6g，红花5g，阿胶6g，甘草3g。水煎服。

【加减】气虚气短者加党参15g，泄泻加白术12g、茯苓12g，盗汗加浮小麦30g、牡蛎12g，咯血者加茅根15g、藕节20g，合并有空洞者加薏苡仁20g、生山药20g。

【按语】肺结核之名称是根据现代医学诊断而来的。古代称为痨瘵或虚痨，也有传尸痨之说。由此证明，在数千年前，古人对本病的传染性已经有了深刻的认识。汉代名医华佗称本病为传尸，并确定为传染病。在他的《中藏经》中说，不限一门相传，多因间疾、吊丧传之。晋代葛洪在《肘后备急方》说，死后复传旁人，乃至灭门。诸此论述历代频出，虽提出不少治法，但在封建社会中，卫生条件差，是本病的发病和发展原因之一。宋代严用和在《济世方》中说，夫痨瘵一证为人之患，凡受此病者，传遍不已，积年传染，甚则灭门，可叹矣。

此病本属阴虚肺燥，金被火克所致，肺居上焦，为五脏之华盖，其体娇嫩易受损伤，性喜清润而恶温燥，得润则滋生，伤燥则叶焦，此为肺家用药之宜忌，故治结核者当以养阴润燥、清金保肺为主。

方用生地、熟地二味滋阴补肾以壮水，佐天冬、麦冬以润肺，清燥热。用桑皮、杏仁、款冬花、百合，止咳以定喘，清金以保肺。知母泻肾火，贝母清肺而化痰。白芷香燥因色白而入肺，佐天冬以清肺邪，并有杀结核杆菌之作用。阿胶以滋肺阴，用红花以活血而祛痰，并加入养阴之剂亦有生血之妙。甘草和诸药团结一致，共奏杀菌保肺、滋阴补肾之效，为治肺结核之要剂。

【医案】患者白××，男，46岁，住河南三门峡，粮食局干部。自1959年发病，同时在三门峡检查发现肺结核，合并空洞。又到省结核病医院确诊，来我院治疗。通过服本病原方，每日一剂，共治疗3个月，又到结核病医院复查，结核全部消失，空洞愈合，痊愈出院。说明服本病原方加薏苡仁15g、生山药15g，治疗肺结核合并空洞有特效。

# 咳嗽吐血

【脉舌】脉象沉细弦数，舌质淡红，也有微红，多无苔。

【病因】属于阴虚邪火上冲于脑，金被火克，元气不足。又受外感风寒之邪入肺郁而化热。故二者合而为病，乃属阴虚元气不足，外受风寒所致。

【症状】咳嗽吐血，气短，身困，口、鼻、皮干。

【治则】养阴清肺。

【处方】玄参15g，生地12g，麦冬10g，桑皮10g，茅根30g，阿胶10g，贝母10g，花粉6g，黑栀子6g，白芍12g，薏苡仁15g，甘草3g。水煎服。

【加减】气虚、气短者加沙参20g、生山药15g，自汗出加浮小麦30g。上方服3剂，吐血仍不止者加乌梅6g、旱莲草20g。

【按语】此病本属阴虚邪火上冲于肺，又兼风寒入肺郁而化热为病，故作咳嗽吐血。方中用玄参色黑属肾，壮水以制火，用生地滋阴以凉血，桑皮、贝母以止嗽，佐阿胶以补肺阴，使邪火不再上冲；薏苡仁利湿以清肺血，所以养阴清肺则邪火自除，吐血自止，乃病自愈。

【医案】患者何××，女，57岁，于1963年2月4日入院，入院后主诉咳嗽、气短约有20余年，于1950年病势发展严重，咳嗽、气短加剧，有时吐血，有时痰中带血，每年夏季较好，遇寒则犯，冬季气候寒冷更加严重，甚则闷气发喘，咳嗽、吐痰、吐血，夜不能卧，食欲不振，不能起床，有时大口吐血。根据现代医学检查为支气管炎。诊其脉象微浮而数，舌质燥红而有裂纹，根据病史知其感寒而得，已久郁而化热，又加阴虚邪火上冲为病。方用上面本病原方服3剂，吐血即止。10剂后大有好转，共服药68剂，住院79天痊愈。

# 肺脓肿

【脉舌】脉象洪大而散，舌质红，苔白而黄。

【病因】素因阴虚邪火上冲于肺，故肺金被伤，元气不足。或素常多食辛辣食物、生冷不洁之物而生湿，湿郁已久而化热，湿热相搏阻塞经络，以致气血循环障碍。又加外感不正之邪侵入肺为病，故为肺痈（肺脓肿）。

【症状】发热，自汗，盗汗，胸痛，咳吐脓血，其味腥臭难闻而量多。

【治则】养阴清肺，利湿清热败毒。

【处方】苇根15g，薏苡仁15g，冬瓜子15g，桃仁6g，葶苈子10g，玄参12g，桔梗10g，银花12g，连翘12g，桑皮10g，蒲公英12g，贝母10g，甘草3g。

【加减】如发热重者加知母10g、黄芩10g、生石膏30g，如气虚加党参12g，如有合并肺结核者加白芷6g、天冬10g。

【按语】此病本属湿热郁积，经络不通，以致气血循环不畅所致。故方用加味千金苇茎汤治之。方中以苇根为主以清肺而利小便，佐薏苡仁以利湿浊，冬瓜子利小便除湿热，并有洗涤脓血之功。用桃仁以活血化瘀，佐葶苈子以定喘而通肺之水气，桔梗色白入肺载药上浮，味甘辛为肺系引经的专药，并能使气得升降而益和，且可保肺防燥药之上僭。玄参色黑属肾，壮水以制火，其中用银花、连翘、蒲公英以清肺败毒，佐桑皮以清肺热，用贝母以清肺化痰。肺为五脏之华盖，又为水之上源，肺得清利，则湿热皆从小便而出。古人所谓，欲清湿热，当利小便，欲利小便，当先清肺之意。

【医案】

例一：患者刘××，男，16岁。其父代诉，得病发高热，咳嗽气短，汗出胸痛，吐脓血腥臭难闻，经透视确诊为肺脓肿，即来本院治疗。按以上本病原方加知母10g、黄芩10g、生石膏25g，服两剂体温降至正常。又照原方服两剂自汗、盗汗即止，咳嗽胸痛减轻，脓血也减少。又照原方服两剂，症状消失，精神好转。又服两剂巩固善后，以免再有复发，共服药8剂痊愈。

例二：患者刘××，女，20岁。发病高热胸痛，咳嗽吐脓血难闻，按透视确诊为肺脓肿，余诊之后，才知和第一例患者是姐弟俩。仍照本病原方服4剂后体温降至正常，原方继续巩固疗效，共服原方10剂而愈。

患者父母感谢说："两个孩子得的病，把老两口吓坏了。因为我的长子就是害肺脓肿死去了，花了很多钱，也没治好。这两个孩子又患此病，真把人吓坏啦。多亏你老大夫的治疗，很快痊愈。"他们感激地说："你是我们全家永远不会忘记的恩人。"

# 胸膜炎合并积液

【脉舌】脉细微数，舌质淡，苔薄白微黄。

【病因】此病多因身虚腠理不固，外感风寒入里郁而化热，热则伤气。由于本人元气不足，邪热结于胸膈故胀痛，肺金被伤，不能制木，木克土，脾虚运化失调，故湿热结于胸中为病。

【症状】发热，咳嗽，呼吸困难，胸胁痛，不欲食，小便黄。

【治则】宽胸利湿，清肺止嗽，疏表邪。

【处方】党参15g，白术12g，茯苓12g，苇根15g，薏苡仁15g，冬瓜子15g，桃仁10g，葶苈子12g，银花12g，连翘12g，蒲公英12g，枳壳12g，桔梗12g，桑皮10g，丝瓜络15g，猪苓12g，泽泻12g，甘草3g。水煎服。

【加减】咳嗽加贝母12g、杏仁10g，胃满不消加厚朴12g、瓦楞子20g。

【按语】此病本属外感所滞，毛窍闭塞阳气不得外越，以致邪热郁积于胸作痛。由于热则伤气，金被火克，而不能制木，木克土，脾虚运化失常，故湿邪郁积为病。原方用苇根为主，佐薏苡仁以利胸中之湿热。银花、连翘以消肿败毒，桑皮以止嗽，配枳壳、桔梗以利胸膈，用冬瓜子、葶苈子配丝瓜络通经络以利水气，加桃仁以化瘀使气机即可通畅。用党参、白术、茯苓益气健脾而利湿，正气通畅则水气自除，脾土健强则有运化之功，五脏功能协调，胸水也就自然吸收，即可由小便排出，乃病自愈。

【医案】

例一：患者张××，女，28岁，原籍江苏人，于1959年发病，开始因感冒引起，发热咳嗽数日不解，然后就感到胸胁间疼痛，仍是咳嗽、呼吸困难。通过透视确诊为胸膜炎合并积水，当时高热缓解，仍有胸痛、气短、自汗出、小便黄、下肢浮肿、身困无力等症状。用本病原方共服8剂而愈。

例二：患者李××，男，31岁，河南登封人。因高热住院治疗，主诉因劳动出汗，天气炎热用冷水洗澡，后觉身体寒冷，到夜间就发高热，头痛身痛，体温40℃，自述胸胁有痛感，通过透视检查确诊为胸膜炎合并积液。又诊其脉象微浮而数，舌质红、中心薄白，苔微黄。

病因因感冒而得，由于寒邪入里郁而化热，热则伤气，金被火克而不能制木，木克土则脾虚失去运化之功，以致水湿郁积于胸中为病。服3剂，体温降至正常，胸痛大有减轻，照原方继续服，胸痛消失，精神好转，经透视胸水完全吸收，共服原方18剂，痊愈出院。

# 消化性溃疡（胃及十二指肠球部溃疡）

【脉舌】脉象沉细而弱，舌质淡红，或中心有薄白苔。

【病因】胃为水谷之海，每日所纳之食物全部由此运化和分配，所以人以胃气为主，胃气旺则消化力强，胃气虚则宿食不消。胃气和则中气畅快，胃气滞则胀满胀痛。胃气寒则反胃恶心，胃气热则呕吐不止。所以人有胃气则生，无胃气则死。

（1）脾在五行位居戊己中心属土，土为万物之母。脾与胃相表里，故脾胃属土。

（2）春夏秋冬四季，每季之未十八日，皆由脾土当令，以胃气为主。

（3）人身五脏六腑十二经，全凭脾胃的功能来运化各脏的功能活动。

（4）本经为人身的重要脏腑之一，职责重大，工作繁忙，每日所纳之水谷不节、寒冷不均，或多食辛辣不洁之物，或有时空虚，或有时壅塞，以致饥饱不常，故多生疾。并且胃本喜温而不喜寒，或多食生冷瓜果，酒食之物多生湿，湿郁已久而化为热，热则伤气。金被火克而不能制木，肝火旺盛，横克脾土，脾虚影响胃气不和则病。

【症状】胃痛胀满，泛酸吐水，或有胃灼热感，甚则或前后心痛，或牵引脊背痛，也有饭后2小时痛，又有严重的内出血，有从口而吐出者，有从大便而下黑粪者。

【治则】健脾疏肝和胃。

【处方】当归12g，白芍20g，白术12g，茯苓12g，陈皮12g，半夏10g，枳壳12g，厚朴12g，瓦楞子20g，广木香5g，白豆蔻5g，甘草3g。水煎服。

【加减】如胃痛，加青皮12g，胃胀满不消加草果10g、干姜10g，或有胃灼热者加干姜10g，大便干燥加草决明30g，如吐血或大便有黑色者加乌贼骨15g、黑地榆15g、旱莲草20g，如气虚、气短者加党参15g、五味子10g，如胃气上逆而呕吐者加代赭石15g。

【按语】消化性溃疡其症状类似祖国医学所谓的胃脘痛及胃痛等。其病机为肝气不舒，脾虚运化失常，以致胃气不和。在治疗方面，法当健脾疏肝和胃之法治之。方用当归以养血，佐白芍以平肝木；用白术、茯苓、陈皮、半夏以健脾利湿和胃而止呕；用枳壳、厚朴以宽胸和胃并能使中气上下通畅；瓦楞子以杀酸兼消化胃肠之瘀滞；用白豆蔻以和胃而止呕；佐木香以引滞气。其中用甘草味甘性平，能升能降，能补能泄，调和群药使之不争，团结一致，达到健脾疏肝、和胃止痛之目的。

【医案】

例一：患者闫××，男，50岁，民权县人，患胃脘痛十年之久。经常吐酸，痛甚时不断大口吐血，于1960年来我院治疗，自述这十年治疗效果不佳，在痛甚时非打吗啡针不能止痛。这次来此治疗，路途乘车病又发作，剧烈疼痛欲死，呕甚，大口吐血，幸亏来时带着吗啡针，同时打上一支，疼痛缓解，呕吐停止。余诊其脉沉细微数，舌质微红，身瘦体虚，精神不振，不欲饮食，问其病史十年有余，脉象沉者病主里，细者病久而身虚，数则为热。根据脉象症状表现，属于脾虚而生湿，湿郁而化为热，热则伤气。金被火克，而不能制木，肝气妄动，横克脾土，脾虚以致胃气不和为病。在治疗方面法宜健脾疏肝和胃为主。方用以上本病原方急煎1剂，胃痛减轻，继服第1剂，胃痛完全消失，精神好转，饮食有所增加。余诊其脉仍是沉细，但是不数，舌质转为淡红，问其服药有何反应，患者说服药后胃完全不痛了。过去吃药不是无效，或者反而加重，唯打吗啡针是治病的特效药，但是不能除根。服此方业已好转，仍按原方继服，共住院72天，服药61剂，痊愈出院。

例二：患者谢××，男，35岁，主诉自1958年开始胃痛，胃胀作酸吐水，有时剧痛不止，有时吐血，有时有黑色粪便，近来生活不规律更加严重，经本院和郑州市某医院确诊为十二指肠球部溃疡，余诊其脉沉细微有弦象。舌质淡红，胃胀痛作酸吐水，大便干。按此辨证乃为脾虚肝郁，胃气不和所致，已久气血双亏。

处方仍是以本病原方加减治之，服药1剂后疼痛减轻，因大便干去白术加草决明30g，舌质微红有热象加黑栀子10g，病久气虚体弱，食欲不振，加党参15g。共服药43剂痊愈出院。体会此方法治疗十二指肠溃疡有特效。总的治则就是以益气养血、健脾疏肝和胃为主，胃气和则愈。

# 胃脘痛（气痛）

【脉舌】脉象沉细弦而有力，舌质淡红，或舌中有薄白苔。

【病因】胃为水谷之海，因每日所纳之食物不洁、寒热不均所伤，又加肝气郁滞，以致胃气不和，而造成中气不得畅达，故名胃气痛。

【症状】胃部疼痛，或遇寒则发作，生气则犯，有时胃胀满不消，心下坚硬按之痛者，故为胃气不和而作痛。

【治疗】温中和胃，疏肝调气。

【处方】白豆蔻仁6g、上肉桂3g，以上二味共为细面，再研极细，分成三包为之三剂，每服一剂，开水调服，或用红糖15g作引更效，如无红糖不用也可（但是要用上等肉桂）配合有效。

【加减】如胃寒胃痛或腹痛，恶心欲呕，加生姜12g煎汤冲服。

【按语】此病本属寒滞中气，肝气郁滞，以致胃气不和为病。由于肝气郁结，怒则气上，肝气上逆，横克脾土，脾虚失去运化，以致胃气不和则病。方用白豆蔻仁温中和胃消胀而止呕，用肉桂调气温胃，和中而止痛。二味合用互有相济之妙，具有温中和胃调气、理气、止痛之作用。古云：怒则气上，苦则气缓，悲则气消，恐则气下，寒则气收，热则气泄，惊则气乱，劳则气耗，思则气结，九气不同，故百病多生于气。又言人之一生，全凭于气，以气为主，气足则强，气虚则弱，气滞则痛，有气则生，无气则死。古云痛则滞，通则不痛是也。由此可见，胃痛者气滞也，故名胃气痛。

在治疗方面，是调其气以攻其滞，胃气和则痛止，滞气通则正气舒畅，其病自愈。

**【医案】**

例一：患者李××，男，53岁，河南新密人，患胃痛数年不愈，有时突然暴发疼痛欲死。余诊其脉沉细而有力，舌质微红，中心苔薄白，心下按之则痛苦，乃气滞也。按本病原方服一剂立时止痛，效果良好，又服一剂痊愈，以后十余年没有再发，彻底除根。

例二：赵××，27岁，突然发作胃脘剧痛，心下按之坚硬如石，疼痛难忍，余诊其脉，沉而有力，按照本病原方服一剂后，5分钟痛止即愈。

例三：张××，男，53岁，住陕西省泾阳县，患胃气痛数年不愈。今又突然发作，余诊其脉沉细有力，舌质淡红，中心苔薄白，心下按之则痛甚。按脉沉者病主里主寒，痛者主气滞，法当温中调气之法主之。因发病突然胃部疼痛难忍，同时急服此方约5分钟痛止而愈。

例四：患者谷××，男，36岁，本院职工，夜间突然发作胃脘疼痛难忍，痛甚则呕吐泄泻，余诊其脉沉细有力，舌质淡红，心下按之则痛甚，问其病因，当日下午骑车子受些寒冷之气。脉舌症状综合起来，为食寒结胃，以致胃气不和而痛，又加反胃呕吐不止。方用本病原方，服一剂后则不呕吐，痛止而愈。

例五：患者党××，男，22岁，河南唐河县人，突然发作胃痛。余诊其脉沉细而滞有力，舌质淡红，苔薄白，心下按之则痛甚。问其病因，自述吃些冷馍，又受寒凉，当日下午随集体赴野地劳动，下午4时胃痛剧烈，不能返回，同学们叫了一辆三轮车拉回来。根据脉象、病因判断属食寒结胃，以致胃气不和而痛。急投本病原方一剂，开水冲服后，2分钟痛止病愈。

此方治胃气痛颇有疗效。以上五例医案大致服药后不过5分钟即可止痛。余50年来临床，用此方治愈胃气痛不计其数。只要是食寒结胃，影响胃气不和而痛苦，服此方无不立竿见影。

# 急性胃肠炎

【脉舌】脉象沉细而数，舌质微红，干燥多无苔，或有薄白苔。

【病因】

（1）内伤饮食，生冷瓜果或辛辣不洁之食物郁积肠胃。

（2）外感六淫之邪侵犯以致肠胃不和为病。

【症状】腹痛呕吐，泄泻如水样稀便，阴阳不分，水谷不化，泄泻不止，或身发热，小便黄，口干发渴，甚则大泻亡阴，或有脱水现象。

【治则】健脾和胃而止呕，清热利湿而止泻。

【处方】藿香12g，砂仁6g，苍术12g，厚朴12g，陈皮12g，白术12g，茯苓12g，猪苓10g，泽泻10g，甘草3g。

【加减】如伤暑发渴小便不利加滑石20g、车前子15g，如感受寒邪四肢厥逆加干姜12g、制附子10g，呕吐甚者加半夏10g，感寒腹痛泻甚者加干姜10g、肉桂3g，气虚四肢无力加党参15g。

【按语】此病本属内伤外感以致胃气不和，方用藿香、砂仁以调和胃气而止呕。胃气和正气即可通畅，正气畅则邪自解。用白术、茯苓健脾止泻，猪苓、泽泻清湿热而利小便，小便利则阴阳自分，阴阳分则泻自止。方中用苍术燥湿健脾，升发胃中阳气，厚朴调和胃气而和中，用陈皮以理气，使气机通畅。总的是以调和胃为主，胃气和则呕吐自止。健脾以利湿，泄泻可愈，湿热除则炎症自消。五脏功能协调，则正气即可恢复正常，乃病自愈。

# 泄泻

【脉舌】脉象沉细无力者较多，也有虚浮微数，舌质淡红，苔薄白。

【病因】有内伤饮食而泄者，有感寒而泄者，有伤暑而泄者，有伤湿而泄，有脾虚作泄等，所以泄泻病因是复杂的。

【症状】有腹痛而泄，有不痛而泄，有稀泄、溏泄、水泄、热泄、寒泄，有一日十余次泄，有一日一至二三次泄，此证非常多样复杂。

此病本属肠胃类病，虽然多样复杂，不外内伤外感所致。在治疗方面，必须采取因地、因时、因人制宜的原则，按辨证论治的方法，根据不同情况，做不同的处理，并以整体观念，全面结合更为妥善。

【治则】泄泻一证，属于肠胃病，但多样复杂，必须辨证论治。

（1）平胃散：治疗内伤饮食爽湿而作泻，或胃部胀满不适，或去远方不服水土者，服之立效。

白苍术20g，厚朴12g，陈皮12g，甘草3g，生姜3g，大枣3个。水煎服。

（2）五苓散：治疗暑湿相搏，以致泄泻、小便不利等，服之即可取效。

白术15g，茯苓15g，猪苓12g，泽泻12g，肉桂3g。水煎服。

（3）胃苓散：治疗暑湿相搏，停饮爽食，寒热相杂，阴阳不分，水谷不化，肠鸣泄泻，或腹痛腹胀而作泄者，服之立效。

厚朴12g，陈皮12g，白术12g，茯苓12g，猪苓12g，泽泻12g，肉桂3g，甘草3g，生姜3g，大枣3个。水煎服。

（4）七味白术散：治疗脾虚肌热，虚热作渴，服之立效。

党参15g，白术12g，茯苓12g，葛根12g，木香3g，藿香6g。水煎服。

（5）参苓白术散：治疗脾胃虚弱，饮食不消，或泄或吐，服之即可取效。

党参15g，白术12g，茯苓12g，山药12g，莲肉12g，砂仁6g，益智仁10g，扁豆10g，薏苡仁5g，陈皮12g，桔梗10g，甘草3g。水煎服。

（6）四君子汤：治疗久泄脾虚，元气不足，身困倦怠，四肢无力，服之即可取效。

党参15g，白术15g，茯苓15g，甘草3g。水煎服。如小儿身体虚弱，五脏娇嫩，久泄脾虚，元气不足，身困倦怠，四肢无力，服之即可取效。

如小儿身体虚弱，五脏娇嫩，久泄脾虚，元气不足，或泄久病情严重，闭目摇头，或目直上视，甚至小儿脱水危急，立即服之，或徐徐服，即可救急。继续频服约有12小时，即可恢复正常。

（7）理中汤：治疗脾虚受害，或生冷寒凉食物伤于肠胃，以防腹痛而作泄者特效。

党参15g，白术15g，干姜10g，炙甘草6g。水煎服。

（8）四神汤加减：治疗肾泄（五更泄），肾阳不足则不能正常闭合，故将交阴分时则泄。

党参15g，白术15g，山药15g，肉桂3g，补骨脂10g，甘草3g。水煎服。

【按语】按泄泻症状而定为病名，所以称泄泻。对于每一种疾病的认识和治疗是个复杂的问题，一般泄泻问题大致有三：

（1）如人过饱伤食，夜间突然发生泄泻不止，连泄数次，泄后腹空不药而愈。或热结肠胃，以致肠胃发炎，泄泻不止，通过治疗很快即可痊愈，称为急性泄泻。

（2）如人发现泄泻不止，症状属于急性泄泻，但也有复杂性发作的，若当时诊断不明、治疗不当，而转为慢性泄泻有之。或内伤饮食生冷瓜果不洁之食物，外感不正之邪结于肠胃，以致经常泄泻者，也可称为慢性泄泻。

（3）如慢性泄泻，经治疗不愈，延长日久，甚至十年八年治疗无效者，称为顽固性泄泻。

此病在诊治方面，必须有整体观念，全面结合，并利用四诊八纲、五行生克辨证论治的方法，才能有正确的治疗方向，疾病才会很快痊愈。

余在临床50年之经验，泄泻的病因不同，症状发作表现不同。由于症状病因不同，在治疗上也各异。如虚则补之，实则泄之，寒则温之，热则清之，此理甚简。在临床就不是这样的简单问题。其中有内伤为病者，有外感为病者，有内伤外感为病者。有寒泄者，有热泄者，有寒热相杂而作泄者；有虚泄的，有实泄的，有虚实合并而作泄的。

在治疗方面应考虑到年岁老少、身体强弱、患病时间长短、是否有并发症等，甚为重要。

如年老身体衰弱，元气不足，当采用扶正除邪之法，较为妥善。

如小儿，体质软弱，五脏娇嫩，脾胃不健，易受内伤外感所致而作泄。法当健脾理脾为主，并应注意胃气衰弱、服药的接受能力，极为重要。在不影响治疗的情况下，尽可能选择气轻味淡之品，以免伤胃作呕。

【医案】患者禹××，男，32岁，于1962年3月入院。余诊其脉，沉细而弱，舌质痰，苔薄白，体质消瘦，面色萎黄，问其病史达12年之久，治疗无效，又转便秘，近来必须灌肠才能解大便，但是大便通以后，即得 15 次泄泻，泻后又转便秘，每 4 天大便秘结不解，小腹胀痛重坠难受，非通过灌肠不能解大便，但是灌肠后即泄。所以交替泄泻便秘，已久不愈，以致身体衰弱，面黄肌瘦，精神不振，乏困无力，十分痛苦，按现代医学诊断为过敏性结肠炎。

辨证：此病脉象沉细而弱，面色萎黄，因脾虚失职运化失常，故泄泻。由于大泄伤阴，久泄耗津，故转便秘，已久气血双虚，脾肾阴阳双亏。

治则：益气养血，健脾补肾。

处方：熟地25g，生山药30g，山萸肉12g，茯苓10g，泽泻10g，牡丹皮6g，肉苁蓉15g，槐角10g，党参15g，甘草3g。患者当日住院，服药一剂，第二天早晨即大便一次，既不干结，又不泄泻，大便转为正常，原方继服巩固疗效，住院99天痊愈出院。方用地黄汤以滋其阴，加肉苁蓉以扶肾中之阳，肾阳足则脾土健强，脾土强自能生金。故方中妙在用肉苁蓉补肾阳以健脾土，佐地黄补肾阴以润大肠，故有一举两得之用。槐角凉血润燥使大便不得再秘，用党参专补肺气，肺气足则五脏之气皆旺。用甘草和药性使群药团结一致，金水相生，故脾土健强，脾土健强即有运化之功，便秘和泄泻自然恢复正常。

小结：

泄泻十二载，津耗转便秘。

五行把证辨，药物奏效奇。

健脾不利水，反而生津液。

润肠又止泻，阳旺阴自足。

# 霍 乱

【脉舌】脉沉细，舌苔白或厚腻。

【病因】

（1）多因饮食不节，或内伤生冷瓜果不洁之食物，外感风寒暑湿不正之邪，伤于脾胃，以致脾虚运化失常。脾与胃相表里，故脾虚胃气不和为病。

（2）霍乱弧菌传染，属甲级传染病谓之真霍乱（如发现此病应立即报告及时治疗）。

【症状】

（1）腹痛胃满，呕吐泄泻，此证属于内伤饮食不洁之物，外感不正之邪，伤于肠胃为病，属于食物中毒的霍乱。

（2）腹部不痛，或微有痛感，吐泻不止，或泄如米泔水样，四肢厥逆，主要特点是泻一至二次，倦怠乏困无力，为真霍乱。

【治则】

（1）如食物中毒证，呕吐泄泻，法当用藿香正气散加减治之。

（2）如真霍乱证，泻如米泔水样，法当急用回阳救急汤治之即可回生。

【处方】

（1）藿香正气散加减，治食物中毒吐泻不止。藿香10g，大腹皮10g，苏叶10g，桔梗10g，陈皮12g，白术12g，茯苓12g，半夏12g，厚朴12g，砂仁6g，草果10g，甘草3g。水煎服。

（2）回阳救急汤加减，治疗真霍乱，泄泻不止，急服此汤一至二剂即可回生。

党参15g，白术12g，茯苓12g，陈皮12g，半夏12g，制附子12g，肉桂5g，干姜12g，炙甘草3g。水煎服。

服一剂即可好转，服两剂痊愈。

【按语】

（1）藿香正气汤治食物中毒霍乱，是因内伤饮食不节，外感不正之邪伤于脾胃，脾胃属土，土为万物之母，脾土受伤则运化失职，气血就不能通畅，以致周身阴阳不和，五脏功能就失去协调，胃气不和，故上吐下泻不止。方用藿香正气汤加减以调和中气，正气通畅，故邪自除。

（2）回阳救急汤加减，是脾土失职，命火衰败，急当救火补土，本身阳气和脾土恢复正常，吐泻即止。此方治疗真霍乱特效。

# 痢　疾

【脉舌】脉象沉细而数，舌质红，或中心微有白苔。

【病因】多因内伤饮食，生冷瓜果不洁之物，外受湿热伤于肠胃，以致胃气不和，中气不得通畅，故湿热之邪郁积于肠胃而为病。

【症状】腹痛里急后重，下痢脓血，红白相杂。腹痛则泻痢，痢后痛减，一昼夜数次或数十次，所以有轻重不同。如痢疾兼高热者，更为严重，应注意与加强治疗。

【治则】调和气血，利湿清热。

【处方】当归30g，白芍30g，槟榔15g，枳壳15g，广木香3g，青皮12g，陈皮12g，莱菔子6g，车前子15g，甘草3g。水煎服（妊娠忌服）。

【加减】如一般痢疾，红白相杂，里急后重，按照本病原方，二剂即可痊愈。

如红痢多者加大黄。如服原方二剂腹痛大有减轻，红白脓血基本消除，但是仍有下坠感，即可按原方去槟榔加升麻10g。如下痢纯红，如血水样，加黄连6g。

【按语】此病本属内伤饮食，生冷瓜果不洁之物，外感湿热之邪郁积于肠胃，以致下痢、红白相杂、里急后重等。方用当归、白芍以养血活血为主，用枳壳、广木香以调气，用青皮、陈皮以理气，使气机通畅，所以活血则脓血自愈，调气则后重自除，病可痊愈。

说明泻痢无补之法，如用补法就是闭门逮盗。古云无积不作痢，湿热排除，自然痊愈。

# 脱　肛

【脉舌】脉浮而无力，舌质淡红，多无苔。

【病因】因久泄或久痢，脾虚元气不足，以致虚脱不固者脱肛；或年老脾肾双亏，元气不足而脱肛；或劳伤过度，劳则耗气，故气虚而脱肛。小儿娇嫩，泻痢已久，脾肺虚损以致脱肛。总的来讲是因脾肾双亏，元气不足而为病。

【治则】益气健脾，补肾固脱。

【处方】黄芪30g，防风10g，升麻10g，白芍15g，党参15g，五味子10g，山药20g，白术12g，甘草3g。水煎服。

【加减】如泻痢已久加诃子肉10g、煨肉豆蔻10g，如痢疾脱肛加黄连3g、黑地榆10g。

【按语】此病多属于久病脾肺虚损，肾亏元气不足所致。方中用黄芪大补元气为主，佐防风功益大，通行周身随所行无所不至。元气足则五脏之气皆旺。人是以气为主，气虚则弱，气足则强，气滞则痛，有气则生，无气则死，故气虚下脱者理当大补元气。用升麻以升提，佐白芍、五味子以收脱，党参、陈皮以理正气，佐五味子下达于肾，肾气足，元气壮，下脱自收，则病自愈。

# 阑尾炎

【脉舌】脉象沉细微数，舌质淡红，多无苔。

【病因】素因多食辛辣食物，又加肝气不和，木克土脾虚而生湿，湿郁已久而化为热，热结小腹，又因脾虚传化失常，故湿热郁积阑门所致为病，故名肠痈。

【症状】微发热，口干，小腹右侧疼痛，按之痛甚，并反跳痛更重，甚则呕吐。

【治则】调气，利湿化郁，清热败毒。

【处方】败酱草30g，薏苡仁30g，冬瓜子15g，银花15g，连翘12g，蒲公英12g，枳壳12g，青皮10g，桃仁6g，苇根15g，白芍15g，甘草3g。水煎服。

【加减】如痛甚加大黄12g，身热加葛根12g、生地12g，大便秘加大黄12g，口干加花粉10g、麦冬10g。

【按语】祖国医学诊断为之肠痈，现代医学所称之阑尾炎。脉证颇能吻合，在古今论治上也能立竿见影，故方中用败酱草性寒为主，功能清热败毒而消内痈；佐薏苡仁以化湿，用苇根、冬瓜子使湿热之毒可从小便而出。用枳壳、青皮以调气，使气机即可通畅，用银花、连翘、蒲公英以消肿败毒，用桃仁以化痰，加白芍、甘草缓中而止痛，并能和群药团结一致，使之不争，达到调气活瘀、清热败毒、利湿消炎之目的。

【医案】患者楚××，男，36岁，于1963年秋季突然腹痛极其严重，住院治疗，同时诊其脉沉细而数，舌质红，苔白，身微发热，腹痛不止，按现代医学诊为阑尾炎，按保守疗法治疗无效，仍是发热腹痛，体温逐渐上升至38~40℃，初步诊断为阑尾炎，为什么治疗无效呢？余诊其脉沉细而数，舌质红，苔白而黄，缺津，高热40℃，大便溏黄，小便短赤，口干不欲饮，自述周身困痛，倦怠无力等。按此辨证为湿所致，合并阑尾炎。法宜透肌解表，利湿退热之法主之，方列于后。

处方：柴胡15g，葛根15g，知母6g，生石膏30g，槟榔10g，枳壳10g，厚朴10g，薏苡仁15g，栀子10g，黄芩6g，白芍12g，银花12g，甘草3g。水煎服。

此方服一剂，第二天体温降至37.8℃，精神好转，又照原方服两剂，体温正常，饮食增加，腹痛也逐渐减轻，其他症状大致消失，唯夜则有盗汗，少腹部右侧微有痛感，仍照原方加败酱草15g、生牡蛎15g，服两剂，腹痛消失，盗汗也止，又照原方服3剂巩固善后，以免再有复发，共服8剂，发热已退，湿温亦解，阑尾炎也随之而愈。

按语：此病本属湿温，并发阑尾炎。如单按阑尾炎治疗，高热是不能退的，湿温也不易消除，湿温不除则阑尾炎就不能治愈。治法以治湿温为主，方用紫葛解肌汤以透肌解表，佐白虎以退阳明之大热（白虎即石膏、知母），用槟榔、枳壳、厚朴以攻里滞，湿温结胃必先攻其里，里气和则正气畅，湿温消除则阑尾炎自愈。

# 大便下血

【脉舌】脉象沉细而弱，也有虚浮中空，重按无力，舌质淡红。

【病因】素多饮酒而生湿，湿郁而化热，或爱食辛辣不洁之食物，因辛辣入肺，肺与大肠相表里，故辛热移于大肠郁积已久而又生热，由于湿热郁结所致故下血不止。

【症状】大便下血，或粪前粪后下血，或有时无粪纯是血者，腹微痛，大便时有下坠感，每日三至五次不定，甚则一年二年不愈，身困无力等。

【治则】清热凉血止血。

【处方】

（1）秦艽12g，防风10g，苍术10g，槟榔10g，炙槐角12g，黑地榆15g，茯苓12g，连翘12g，升麻10g，乌梅10g，甘草3g。

（2）鸦胆子10g，元肉20g。二味用法：每次用鸦胆子20粒，去皮用仁，再用元肉每一片包鸦胆子三至五粒，将20粒鸦胆子包完，如药丸一样，每次服鸦胆子20粒，用开水冲服，每日早晚各服一次，继续服五至七日有效。

【按语】此病因多吃辛辣食物，或多饮酒而生湿，湿郁而化热，由于湿热郁积于大肠所致，故大便下血不止。按一般大便下血者，可用第一方服之，即可有效。如痔疮下血，或肛下血服之特效。

如大便下血久治不愈者，可用第二方鸦胆子、元肉二味，服五至七日即可有效。此方也可治疗阿米巴痢疾，症状表现为时轻时重，久治不愈，经常大便下血，服之也有良效。

# 大便秘

【脉舌】脉象沉细而数，或洪大而数，舌苔白厚干燥或缺津。

【病因】多因脾虚而湿，湿郁已久而生热，热结大肠，以致大便干燥不通。或因体虚肾亏，邪火旺盛，邪热归于大肠以致便秘为病。

【症状】大便干燥不通，或大便三至五日不解，或十余日不通，或经常大便干结困难。

【治则】滋阴养血，凉血润燥，兼除湿热。

【处方】当归15g，白芍15g，生地15g，桃仁12g，红花6g，炙槐花12g，草决明30g，甘草3g。水煎服。

【加减】如气虚、气短者加党参15g、肉苁蓉15g，如胃满、腹胀、中气不和加槟榔12g、枳壳15g。

【按语】大肠本属手阳明经，古云多气多血唯阳明。由于阴虚生燥热，以致血热枯而不润，或加湿热郁积所致，故大便秘结不通，或经常大便干燥，便时困难。方用当归以养血润燥为主，佐白芍以平肝，使木不克土，脾土健强则有运化之功，用生地以滋阴凉血，使邪火不再归于大肠，用炙槐花专清大肠之热。用桃仁、红花以活血润燥，配草决明以润肠，则便秘自愈。

# 慢性胆囊炎

【脉舌】脉象沉细弦数，舌质淡红，苔薄白或厚腻微黄。

【病因】肝气郁滞，气机不畅，木克土脾虚而生湿，湿郁而化热，湿热郁积于肝胆所致为病。

【症状】患者腹胀满，上腹部或右上腹不适，持续性钝痛，或有右肩胛区疼痛、胃灼热、嗳气、泛酸等消化不良症状。

【治则】疏肝解郁，利湿清热。

【处方】当归12g，白芍20g，青皮12g，陈皮12g，柴胡12g，薄荷6g，枳壳12g，厚朴12g，瓦楞子30g，夏枯草25g，茯苓15g，甘草3g。水煎服。

【加减】如脾虚大便溏泄者加白术12g、山药15g，恶心呕吐加藿香10g、半夏10g，大便干燥加草决明30g。

【按语】现代医学认为，慢性胆囊炎是临床上胆囊疾病中最常见的一种。过去认为绝大多数病例与胆石病同时存在，但根据国内的资料，非结石性的病例也颇为多见，发病因素包括引起胆石病的各种因素。本病有时为急性胆囊炎的遗患，而多数病例以往无急性发作史，发现时即为慢性。伤寒病带菌者常有慢性非结石性胆囊炎，常无临床症状。

祖国医学所谓右侧胸胁痛、恶心欲呕、腹胀满、嗳气吞酸等，属于脾虚肝郁，胃气不和，又加湿热郁积所致。在治疗方面用疏肝解郁、利湿清热之法治之。对于慢性胆囊炎的治疗，在临床经验是显著有效的。方用当归味辛性温而散，功能活血属阳，用白芍味性寒而收，功能敛阴而平肝属阴。二味是一阴一阳，合用互有相济之妙，故有养血平肝之作用。佐夏枯草、青皮、陈皮调肝气，解肝郁，清肝火，加茯苓以利其湿，所以湿热除则炎症自消。

# 黄疸型传染性肝炎

【脉舌】脉象微浮而数，舌质微红，苔薄白微黄，属于阳性。脉象沉细而缓，舌质淡红，苔白厚腻者，属于阴性。

【病因】黄疸型传染性肝炎，多因脾虚而生湿，湿郁而化为热，又兼多感湿热之邪侵入于里，故里外结合为病。

【症状】

（1）由于湿热熏蒸为病，但有阴阳之分。如脉象浮数、身热烦渴，或心中懊恼而热甚，或大便秘，小便短黄，面目色黄如橘子色者，乃为阳黄。

（2）如脉象沉细无力或迟缓，畏寒、食欲欠佳、精神不振、倦怠、四肢欠温，或大便溏、小便不利、面目黄色如烟熏者，乃为阴黄。

【治则】

（1）属于阳黄者，用健脾清热利湿之法治之。

（2）属于阴黄者，用健脾温化利湿之法治之。

【处方1】阳黄者，宜茵陈五苓散加减。

茵陈30g，白术12g，茯苓12g，猪苓12g，泽泻12g，栀子15g，花粉12g，黄芩6g，甘草3g。水煎服。

【加减】大便秘加大黄10g，一般者原方服之。

【处方2】阴黄者，宜茵陈术附汤加减。

茵陈30g，白术12g，附子10g，干姜4g，茯苓12g，猪苓12g，泽

内科部分

泻12g，陈皮12g，甘草3g。水煎服。

【加减】大便溏加生山药15g、薏苡仁15g，如大便正常，原方服之即可。

【按语】黄疸的记载，早见于《黄帝内经》，《金匮要略》曾有专篇论述，后世医家为了便于辨证与治疗，分为阴黄与阳黄两大类。关于阳黄症状，黄色鲜明如橘子色样，阴黄者症状黄色晦如烟熏。阳黄和阴黄是根据患者综合症状而进行归纳的。阳黄偏于实热，阴黄偏于虚寒。如阳黄迁延日久，可转为阴黄。关于黄疸的症状，是面目一身呈现黄色，尤其目珠发黄为本病的特征。治疗方面，按以上两方灵活加减即可取效。

【医案】患者郭××，女，26岁，住河南密县，于1962年11月，突然发现黄疸型传染性肝炎，怀孕6个月，原在某医院诊断为妊娠黄疸型传染性肝炎。让患者住院治疗，患者不同意住院，想服中药治疗。余诊其脉沉细微数，稍有滑象，舌质淡红，问其妊娠6个月，气血双亏，又外感湿热之邪所致，法宜健脾利湿清热之法治之。

方用本病阳黄第一方，原方服2剂后，又来复诊，问其病情，无啥变化，服药也无任何反应。仍照原方再服3剂，观察疗效，复诊黄疸有所减退，又照原方开药3剂。复诊共服药8剂黄疸完全消失，精神好转，食欲增加，病自痊愈。自1963年4月访问，自述病治愈后返乡几个月没有任何不适之感，至当年3月生了一个男孩，已经一个多月了，小儿很好，母体健康。说明此方治疗妊娠黄疸型传染性肝炎有显著的效果。

# 慢性肝炎

【脉舌】脉象沉细弦数，舌质淡红，或中心有薄白苔。

【病因】多属于阴虚，怒则伤肝，肝气不舒，而生燥热，热则伤气，金被火克，元气不足则客邪乘虚而入。由于肺金被伤，不能制木，木克土脾虚而生湿，湿郁而化为热，故湿热郁积又加肝气郁结为病。

【症状】右侧胁下隐痛，动则痛甚，胃部胀满，食欲不振，有时心烦易怒，身困无力，胁下触诊肝脏肿大。

【治则】逍遥散加减，以健脾疏肝利湿清热为主。

【处方】当归12g，白芍20g，白术12g，茯苓12g，柴胡6g，薄荷3g，牡丹皮6g，栀子6g，茵陈10g，生牡蛎15g。水煎服。

【加减】如困无力气短者加党参15g、黄芪20g，胁下痛甚者加郁金6g，胃部胀满加枳壳12g、厚朴12g，胃满不消或胃痛作酸加瓦楞子20g，口干加麦冬12g，舌苔黄燥加生石膏20g，大便秘加草决明30g，小便短黄加车前子12g、茅根15g，阴虚咽干加生地15g、麦冬12g，肝区痛加青皮12g、陈皮12g、夏枯草25g，恶心呕吐加藿香10g、半夏10g。

【按语】此病本属阴虚水不涵木，肝火旺盛，又因怒则伤肝，肝气郁而不疏，已久而生热，热则伤气，金被火克，而不能制木，木克土脾虚而生湿，湿郁又化为热，故肝气郁滞，湿热郁积为病，因而形成慢性肝炎。

在治疗方面，法当健脾疏肝、利湿清热之法为主。方用当归、白芍养血而敛阴，佐柴胡以疏肝；治肝必先实脾，故用白术以健脾利湿，加栀子、茵陈以除湿热。古云，湿则肿，热则痛，故湿热除则肿痛自消，病乃自愈。

对于慢性肝炎的治疗，余积数十年之经验，按本病原方加减，灵活运用，屡试屡效，决不可用大攻大破之法，损伤脾胃，以致元气不足，胃气不和，食欲不振，乏困无力，已久患者身体就会越来越虚，病势就会越来越重。仅是临床一点体会，不一定正确，希望同道们再试再验，较为妥善。

【医案】患者各××，女，41岁，于1961年发现肝炎，来本院治疗，余诊其脉，沉细微有弦象，问病史，发现有两个多月，自述肝区隐痛，胃部胀满，有时头晕，身困无力。①此内因为怒则伤肝，肝气郁滞，胃气不和。②外因为湿热之邪侵犯入里，二者郁积合而为病。法投本病原方服3剂，肝区隐痛减轻，复诊仍照原方又服3剂，疼痛消失，胃胀消除，饮食增加，气力增强，复诊脉象缓和，自述无有不适之感，共服药6剂而愈。

# 肝硬化合并腹水

【脉舌】脉象沉细弦数，舌质淡红，苔薄白。

【病因】内因七情郁结，怒则伤肝，肝气郁滞，气机不畅所致，盖肝为藏血之器，经云气郁则血瘀，郁者是不通之义，由于气机不畅，故气血不通，不通则肝区胀痛不适。又云"诸湿肿满，皆属于脾"，脾与胃相表里，故脾虚则胃气不和，肾为胃之关，关门不利，故水湿无从其类也。由于脾虚失去健运，则不能升清降浊，以致肺气不宣，则水道不利，因而形成腹水为病。

【症状】肝区隐痛，腹部胀满，食欲不振，口干苦，头晕心烦，消瘦无力，小便短黄，或单腹胀大，或下肢微肿。面色灰黄青暗，以及面部全身不定处的发现蜘蛛痣为肝病的特征。

【治则】健脾疏肝，消胀利水。

【处方】当归12g，白芍15g，白术12g，茯苓12g，陈皮12g，半夏10g，枳壳12g，厚朴12g，白豆蔻6g，猪苓12g，泽泻12g，瞿麦15g，青皮12g，甘草3g。水煎服。

【加减】如鼻衄或牙龈出血加黑栀子12g、茅根30g、犀角（水牛角代）6g，去半夏。如大便秘结加草决明30g，胁下硬而有隐痛者加生牡蛎15g、郁金6g，血压高加夏枯草30g。

【按语】《金匮要略》论，见肝之病，知肝传脾，脾属土，土为万物之母，脾土衰弱，则失去传送之职，而不能生金，金不生水则阴虚水不涵木，肝木无所素养，又兼肝气郁滞，气机不畅，以致经络不通，郁积已久则形成肝硬化。方用当归养血活血以润其燥，佐白芍以敛阴，加青皮以调肝气。用白术以健脾，脾土健强则有传化之功，肝也得其润泽。加茯苓以利湿而交通心肾。用陈皮、半夏、枳壳、厚朴、白豆蔻以和其胃使气机条达。欲健其脾必先调其胃，胃气和，则周身之气始能通畅。用猪苓、泽泻、瞿麦以通其水道，小便利，腹水即可排出，胃气和腹胀自消，其道理是以健脾为主。脾土健强金水生则肝脏自舒。心肾交通，水能涵木，木得其养，则功能自然恢复正常，其硬化自愈。

【医案】患者段××，男，33岁，于1960年患肝硬化合并腹水，于当年8月来我院住院治疗，当时病势严重，入院检查，腹胀腹围96厘米，病势发展很快，检查腹水逐渐增多，腹胀，腹围达126厘米，体重增加20多斤，腹部胀大，腹水就越来越多。余诊其脉，沉细弦数，舌质淡红，中心苔白微黄稍有缺津。脉沉者病主里在脏，细者为虚，弦者主肝，数则为热。苔白者是脾虚有湿邪所致，微黄而缺津，乃为湿郁而化热，因而为之肝郁脾虚胃气不和所致，此为邪实正虚之故。法宜攻补兼施之法治之。方用以上肝硬化合并腹水原方服一剂，自述腹胀减轻，尿量增多，又照原方服1剂，腹水显著下降，精神好转，饮食增加，照原方又服1剂腹围逐渐小至96厘米，共服3剂，腹围缩小30厘米，按本病原方服逐渐有效，理当继续再服，共服药7剂腹水全部消失，仍照原方继续服之，巩固善后以免腹水再有复发，因而依照本病原方未变，巩固治疗3个多月，肝功能恢复正常，痊愈出院。

体会：余临床数十年来治疗肝病合并腹水，单用利水剂是不会有效的，所以采用疏肝解郁，健脾利湿，即攻补兼施，屡试有效。

# 脏躁证（癔症）

【脉舌】脉象沉细弦数，舌质红微缺津。

【病因】多因怒气伤肝，阴虚邪火上冲，阴虚生燥热，肾亏水不涵木，而形成肝火旺盛，木克土，脾虚不能生金，以致元气不足，肺虚金气弱，而不能生水，水缺则周身津液枯竭，津枯则脏躁，妇女者多郁，故多有此症。

【症状】苦怒不常，有时言语错乱，有时发急烦躁，坐卧不安，有时啼哭，有时唱歌，或忧思多闷，或失眠，心悸怔忡，或时笑不能控制，以及头晕眼昏或目珠胀痛等。

【治则】疏肝解郁，养血安神，清热润燥。

【处方】当归12g，白芍20g，朱茯神15g，远志10g，炒枣仁12g，菖蒲5g，郁金6g，姜黄连5g，焦栀子10g，麦冬12g，生地12g，甘草3g。水煎服。

【加减】如烦躁或头痛加生石膏30g，胸满不适加枳壳12g、桔梗10g，目珠胀痛加夏枯草30g，头顶痛加藁本6g，如后脑痛加细辛3g、藁本6g，如满头痛加生膏30g、怀牛膝25g，头晕加山萸肉、泽泻各12g，胃满不消加枳壳、厚朴各12g，如胃胀或胃脘痛加枳壳12g、厚朴12g、瓦楞子25g，如肝区痛加青皮12g、夏枯草25g，大便秘结加草决明30g。

【按语】此病本属怒则伤肝，肝气郁而不疏，木克土，脾虚运化失常，不能生金以致元气不足，故肺气衰弱。肺为百脉之会，肺气虚则五脏之气皆虚，由于金气不足，以致肾水缺乏，水亏火盛而生燥热，热邪上冲于心肆扰神明，则烦躁不安。邪热上冲于肺，忧郁胸闷，咽喉郁滞不畅。邪热冲于肝，言语错乱，狂躁不安，哭啼无常。热邪上冲于脑，则头痛头晕，或夜则失眠，或者梦多惊怕不安。

方中用当归、白芍养血平肝而敛阴，佐生地以凉血润燥，滋阴以退阳，使邪火归元。用朱茯神、远志、枣仁以安神定惊。因怒则多郁，故用郁金、菖蒲以开窍而解郁，佐姜黄连、焦栀子以除邪热。加麦冬以润心肺，心肺得到清润，何有烦躁不安之故呢？其中用甘草味甘性平和群药团结一致，使之不争，郁热除则肝气和，心神自安，乃病自愈。

体会：对此病之治疗，补其虚而去其郁，病势消除，则身自强，其病自愈。

# 黄肿病

【脉舌】脉象微浮而缓，或沉细，舌质淡红，苔白腻。

【病因】多因脾虚内伤不洁食物，外受湿邪所致。无湿不作肿，湿郁已久而化为热，故温热熏蒸而发黄。脾属土，土为万物之母，位居戊己中心，脾土受伤，由于脾虚，则不能生金，金主肺，肺主皮毛。因肺气不足，湿热之邪乘机妄动，溢于皮肤，故发为黄肿。

【症状】周身浮肿，皮肤发现黄色，倦怠无力，口不知味，食欲不振，消化不良，或腹部胀满，或胸闷不适（但眼珠不黄是与黄疸区别的主要特征）。

【治则】健脾利湿，清热为主。

【处方】苍术30g，厚朴12g，陈皮12g，香附12g，砂仁6g，茵陈12g，草果6g，黑矾3g，甘草3g。

【加减】如肿甚加丝瓜络、茯苓皮各15g，大便溏加生山药15g、薏苡仁30g。一般黄肿者原方服之即可。

【按语】此病属于内伤饮食不洁之物，外感湿邪郁积已久而化为热，故湿热熏蒸而发黄，黄主伤脾，脾虚不能生金，故肺气不足，肺为百脉之会，肺气虚则五脏之气皆虚，故湿热之邪乘机妄动而发黄为黄肿病。方用苍术开发胃中阳气，逐痰水，消肿满，辟恶气，又能散风寒湿。用茵陈味苦燥湿，性寒胜湿入足太阳膀胱经而利水，又能泄太阴阳明脾胃之湿热，为治黄肿之要药。水气下则肿消，湿热除则黄自退，其病自愈。

# 脾虚腹胀

【脉舌】脉象沉细无力，舌淡红，苔薄白。

【病因】多因病后脾虚胃弱元气不足，消化不良，或泄泻已久，或泄止但脾虚运化失常，故腹胀。脾为戊己中心属土，土为万物之母，脾土受伤则失去健运之功，土不生金则肺气先绝，脾不健运故饮食少思，饮食减退，则无所资养，故腹胀者脾虚也。

【症状】腹部胀满，食欲不振，消化不良，或食后胀甚，或夜则腹胀更甚。四肢倦怠，身困无力，或面黄肌瘦等。

【处方】党参15g，白术12g，茯苓12g，陈皮12g，香附6g，枳壳12g，厚朴12g，草果10g，白豆蔻6g，甘草3g。水煎服。

【加减】如喜温不喜寒腹胀甚，有时胀而作痛者加肉桂3g、干姜10g，大便溏加薏苡仁30g、炒山药20g、苍术12g，或大便溏泄有灼热感加黄连3g，口干加麦冬10g，渴者加花粉6g、葛根12g，两侧胁肋痛加青皮12g。

【按语】脾属土，土为万物之母，脾土受伤，则运化失常，脾不健运则饮食不消，气机也就不能通畅，不通者则滞，滞则腹胀满不消。故腹胀者脾虚也。法当健脾，此《黄帝内经》所谓塞因塞用也。又云治脾胃者，补其虚，除其湿，行其滞，调其气而已。脾虚不能传化，以致胃气不和、元气不足故腹胀。法当用党参大补元气，肺气足则五脏之气皆旺。用枳壳、厚朴以理气，又能温中和胃而散满，故腹胀自消。

# 风湿性关节炎

【脉舌】脉象沉细微数，也有微浮而缓，舌质淡红，或有薄白苔。

【病因】

（1）风为天之气，属于阳邪，六淫为首，百病之长。盖天地间，唯风无所不入，人最难防，其中人者最速，其入人也浅，由浅而入深。人所受之者，轻为感冒，重则为伤。

（2）湿者地之气，属于阴邪，其中人也缓，其入人也深，人所受之，有入脏腑、入经络、入筋骨、入关节等不同，故发现症状各异。

（3）然必其人真气先虚，营已空，然后外邪乘虚而入。经所谓邪之所凑其气必虚是也。

（4）《黄帝内经》：按风论、痿论、痹论，分为三篇。病源不同，治疗各异。

（5）《金匮要略·中风篇》所谓：寸口脉浮而紧，紧则为寒，浮则为虚，虚寒相搏，邪在皮肤，浮者血虚，脉络空虚，贼邪不泄，或左或右，邪气反缓，正气则急，正气引邪，喝僻不遂，邪在于络，肌肤不仁。邪在于经，脊重不伸。邪入于腑，则不识人。邪入于脏，舌即难言。口吐涎沫。释曰：中络者邪方入表，尚在经络之外，故肌肤不仁。中经则入于管脉之中，骨肉皆失所养，故身体重着。中腑、中脏则邪入深矣。

（6）按风湿二字来说，风为阳邪，无所不入，人最难防，其中人最速，为病最广。

湿为阴邪，如坐卧卑湿汗渍雨淋，此湿是外来之湿；或多食浓腻、过饮茶酒，此湿是内生之湿。二者为病，总之为湿。由于风湿相合，故曰风湿为病，又因湿郁而化热，热则发炎，故名风湿性关节炎。

【症状】腰痛、腿痛，或肩臂痛，或四肢关节疼痛，或麻木不仁，或发凉，遇寒则痛重，或沉重无力。如偏于风盛者，遍身走窜，痛之不定。如偏于湿盛者，沉重麻木，或沉困无力。以上仅只是风湿二字，但未谈到感寒之关系，在临床实践经验，寒性为病不为少见。如疼痛不移，或痛处发凉，遇寒则痛重，皆为寒盛之特征。本病论风湿而不言寒，道理何在？因本病是以风湿为名，故称为风湿性关节炎。古云风寒湿合而成痹，是完全正确的。在临床找病因，受寒而得者不为少见。根据症状患处发凉，或遇寒则痛甚，或麻木不仁，辨证此为痹证。

【治则】益气养血活血，祛风利湿为主，佐以通经活络之法治之。

【处方】黄芪30g，当归12g，赤芍12g，红花6g，苍术12g，薏苡仁30g，厚朴12g，陈皮12g，土茯苓30g，防风10g，川木瓜15g，川牛膝15g，穿山甲12g，甘草3g。水煎温服。

【加减】如四肢发凉者加制附子10g、桂枝10g，四肢痛甚而有热感者加嫩桑枝30g，如四肢肿痛加丝瓜络15~20g，如风湿热四肢关节痛甚，身发热加生石膏30g、桂枝12g，或阴虚盗汗，或阳虚自汗去苍术、防风加白芍、生牡蛎各15g，或如腰腿痛甚加狗脊30g、川续断15g、土元10g。

【按语】盖痹证是风寒湿气侵犯人体，阻塞经络，闭塞不通，闭塞不通则气机不畅，故不通者则滞，滞则痛而为病。方中用苍术辛温以燥脾去湿为主，苍术其性温，味甘辛而燥烈，故有健脾燥胃，发汗除湿之功，并能升发胃中之阳气，止吐泻逐痰水，消肿满，辟恶气，又能散风寒湿，故为治痿之要药。又能化解痰、火、气、血、湿、食六郁。朱丹溪云，诸邪皆因传化失常，气不得升降。如病在中焦，将欲升之，必先降之，将欲降之，必先升之。

越鞠丸用苍术的意义是能入诸经，疏泻阳明之湿。香附乃为阴中快气之药，二味功能一升一降故郁散而平。所以本方以苍术为主，佐防风以驱周身肌表入风之邪，定周身关节之痛。防风为风药之最佳，得黄芪大补元气，其功益大，通行周身随所引而无不至。黄芪补元气，气为阳，主肺属金，肺为五脏之华盖，百脉皆会于肺，故肺气足则五脏之气皆旺，正气足则邪气自除，疾病自愈，故有扶正除邪之义。用红花以活血，血活风自灭。方中用土茯苓利筋骨，佐薏苡仁专除风湿。此方妙在穿山甲走窜周身直达病所，又能利筋骨、除风湿、通经活络。甘草味甘性平，和诸药解百毒，使群药团结一致，达到益气养血、活血祛风利湿之目的。

根据笔者临床数十年之经验，此方药性平淡，功效极大，疗效也速，无副作用。对此证之治疗，有效率很高。其中治疗的患者，发病年限最短时间是一年以上，最长有长达十年至二十余年的发病史。在治疗方面，有服8剂药而愈的，有服10余剂至20余剂而愈的。一般服30剂药而愈者较为多数。

在诊断与治疗方面，首先给患者交代清楚应注意事项和治疗须知，使患者能够接受有关要求，配合治疗极为重要。

因本方对此证之治疗，其中功效特殊需要告知。关于风湿一证，属于一般情况者，服药3~5剂，不会有什么反应，因药性平淡，无副作用。服5~7剂以后，患者在原有疼痛部位，疼痛会加剧，在痛处加剧时，是药力到达目的地，已显其效，应继续照服不可停药，也不可再换别方治疗。服10~15剂，患处疼痛会更甚。因本方功效特殊，服药后反应得快，疾病就好得快。如疼痛反应严重，病就好得彻底。所以必须先给患者讲明，疼痛再甚，患者也会高兴地接受治疗的。

如果不告诉患者服药后疼痛会更加严重，医者不敢再用此方，或患者不敢再服此药，往往造成停药失治，或换别方治疗，使得风湿不易消除，疾病也就难愈，甚至十年至二十年不愈者，问题就在这里。

【医案】

例一：患者牛××，男，46岁，住河南郑州市，干部。于1960年来我院住院治疗，主诉四肢关节疼痛，数年不愈。自述曾在某医院检查为风湿性关节炎。问其病史五年有余，同时自述又到北京某医院确诊为风湿性关节炎，返郑来我院治疗。余诊其脉沉细，舌质淡红，四肢关节疼痛，下肢尤甚。在治疗时交代患者此病服药3~5剂后，可能疼痛加剧，患者问，为什么服药后疼痛加重呢？此病是风寒湿邪郁滞，阻塞经络，积于关节，以致作痛，因为药物的功能是通经活络，疏散风湿，直达病所，故痛甚。服药后有疼痛剧烈反应者，病势易愈。如无反应者治疗较难。服药后反应得越快，病就越好得快。如此说明，患者容易接受和配合治疗。同时按以上本病原方开了5剂，服后无什么反应，又开5剂，服2剂后，痛处开始加剧，服药15剂后疼痛更加剧烈。在未服药前患者能下楼活动，服15剂药后痛甚，患者就不能下床了。患者虽疼痛剧烈，而思想上是高兴的。又以原方服5剂，共服药20剂以后，疼痛逐渐减轻，徐徐消除，共住院1个月，服药28剂，痊愈出院。

例二：患者楚××，男，40岁，住河南商水县，于1961年来我院住院治疗，入院时是担架抬来的。自述两腿疼痛，软而无力，不能活动。余诊其脉，沉细无力，舌质红，中心稍有裂纹；下肢发凉、肌肉萎缩，极其严重。问其病史，于1959年所得，至1960年加重，曾经治疗无效，疼痛越来越重，逐渐腿软肌肉萎缩，到现在不能行动了。同时诊为风湿性关节炎，按本病原方服之。因脉象沉细、下肢冷，加附子12g，服药10剂后，用手扶双拐慢慢地走动，能去厕所大小便，症状有所减轻。照原方加减，下肢冷也有所减轻，仍扶双拐行动，但较前逐渐有力，越走越快，因患者舌质红，咽喉有慢性肿痛感，按现代医学即指慢性咽炎，原方去附子，加麦冬、生石膏继续服之，舌质转为淡红，咽痛愈，去石膏仍加附子交替治疗，病势逐渐减轻。治疗1个月后，用一支拐杖行走自然。治疗2个月后不用拐杖行走正常，但腿还有些软的感觉，每日能到院里活动，有时到大门外活动，下肢肌肉由萎缩逐渐恢复正常。共治疗4个月，服药100余剂，痊愈出院。

出院后3个月又来复查，没有其他变化，体质逐渐增强，自述已能上班正常工作。

例三：患者马××，男，32岁，住河南密县，干部。初诊于1956年，自述7年前因患风湿性关节炎，逐渐加重。治疗无效，故来求治。余诊其脉，沉细无力，舌质淡红，自述四肢关节疼痛，下肢膝盖疼痛尤甚。问其病史，于1949年发病，开始膝盖内有轻度的痛感，以后逐渐加重，曾经治疗无效，至今发病7年更加严重。余诊之后，辨为风湿所致，故诊断为风湿性关节炎。同时按照本病原方，服3剂无什么反应，患者要求汤药改成丸剂是否可以，同时研究处方改为散剂，服药简便，继续治疗，处方用穿山甲30g、小茴15g、乳香15g、没药15g、土元15g。以上五味药物共为细面，每服10g，每日早晚各服一次，红糖少许为引，开水调服。服此方1个月痊愈，于1963年访问，患者诉自从1949年发现风湿病7年治疗无效，至1956年经用此方散剂治疗1个月痊愈。至今治愈后已经有7年了，无不适症状，彻底痊愈。患者又谈到，此方散剂自己治好以后，用此方散剂又治好20个患者。

此方对于风湿性关节炎的治疗，屡试有效，后来在原方有效的基础上，又加木瓜、川牛膝、红花、土茯苓、全蝎等药物，疗效更佳。

# 中风半身不遂

【脉舌】脉象微浮而缓，舌质淡红，多无苔。

【病因】素因元气不足，外风乘虚而入。古云："邪之所凑，其气必虚。"风为阳邪，六淫之首，百病之长，无所不入，人最难防，其中最速，为病最广。此即《黄帝内经》所谓偏枯系属，正虚邪留。《金匮要略》在《黄帝内经》的基础上，又更进一步阐明。如"中风历节篇"说：寸口脉浮而紧，紧则为寒，浮则为虚，寒虚相搏，邪在皮肤，浮者血虚，络脉空虚，贼邪不泄，喝僻不遂。总的病因属于元气不足，外受风邪所致为病。

【症状】半身不遂，或左瘫右痪，不能举动，或周身强直，言语蹇涩，或口眼歪斜等。

【治则】养血活血，益气通经活络，祛风。

【处方】当归15g，赤芍10g，桃仁10g，红花6g，黄芪30g，防风10g，羌活10g，川芎6g，白芷6g，天麻10g，木瓜12g，川牛膝12g，土茯苓30g，薏苡仁30g，甘草3g。

【加减】如项强痛加藁本10g、细辛5g，如大便秘加大黄12g或加草决明30g，四肢疼痛加嫩桑枝30g，如四肢冷加制附子10g，如有痰加陈皮、半夏各12g，如口眼歪斜加白附子10g、薄荷6g。

【按语】此病属于元气不足，外中风邪所致。人以气为主，怒则气上，喜则气缓，悲则气消，恐则气下，思则气结。百病多生于气也，夫人身之所依赖一生者，此气尔。元气本出中焦，总统于肺，外护于表，内行于里，周流一身，出入升降，日夜有常。如气壮则强，气虚则弱，由于元气不足，风邪乘虚而入为病。风邪侵犯于人，偏中于左，则气归并于右，故左半身不能活动。如偏中于右，则气归于左，故右半身不遂，甚则瘫痪。所以方中重用黄芪味甘性温大补元气为主。因风受燥，故用当归、川芎、赤芍、桃仁、红花活血养血以润其燥。并且黄芪得防风相畏而又相使，能通行周身随所引而无不至，使周身之气运行通畅。气为血之帅，气行则血行，气血调和则风自除，半身不遂有何不愈者乎？

# 中风不语（脑出血）

【脉舌】脉象沉细弦数，舌质燥红，苔黄而燥缺津，也有发现舌苔黑色的。

【病因】多因本人性情急躁，怒则伤肝，肝气妄动。古云，气有余者即是火，故肝阳偏亢，邪火上冲于脑为病。

由于肝阳偏亢，邪火上冲，阳旺阴衰，以致肾水不足，水不涵木，又致肝热枯燥，燥而生热，热极生风，此系肝风内动而为病。

【症状】突然昏倒，不省人事，或偏瘫、牙关紧闭、口不能言，甚至五七日昏迷不醒，同时血压高，或自汗出，如清醒时，自述有头痛感。

【治则】法宜养血、活血、凉血，滋阴壮水，平肝息风为主。

【处方】当归30g，白芍25g，生地20g，乌梅15g，槐角12g，夏枯草30g，甘草3g，钩藤15g。水煎徐徐服。

【加减】如发病突然昏倒，面色潮红，血压高，急服原方，加羚羊角（今用山羊角，下同）1.5g；如舌质绛红，苔或黄或黑，加犀角（今用水牛角，下同）3g至6g。同时加强护理，不要动摇头部，最好平卧，徐徐服药，或徐徐灌服。

【按语】此病属于怒则伤肝，肝气郁滞，郁积已久而生燥热，热极生风，故属于内风所致为病。怒则气上，气有余者即是火。叶天士提出，中风之病因，乃是身中阳气之变动，因肝为风脏，精血衰耗，水不涵木，木少滋荣，故肝阳偏亢，内风时起，所以形成中风。或由于肝阴不足，血燥生热，热则风阳上升，窍络阻塞，亦致仆倒成为中风。

本病的发生，与年龄、体质有关，所以李杲认为，凡人年四旬，气衰之际，或忧思忿怒伤其气者多有此疾。壮岁之时，无有也。若肥盛之人，则间也有之。又根据《黄帝内经》所云，阳之气，以天地之疾，风名之。指出中风者，非外来之风邪，乃本气自病，故说明中风者非外来之风也，乃系阴虚水不涵木，以致肝阳上亢为病。法当滋阴凉血、平肝息风之法治之。

余在临床中常常见到中风不语的患者，与现代医学所说的脑出血颇有相似，经常按中风不语的方法治疗脑出血，屡试有效。以上仅是个人一点体会，希参考者再试再验，较为妥善。

余五十年来对于中风不语之治疗，利用乌梅四物汤加减，临床观察，有效者不计其数。处方用当归辛温以养血，古云除风先养血，血和风自灭。用白芍酸寒以敛阴，又能平肝而熄风，二味合用，是辛温配酸寒；辛温者以散之，酸寒者以敛之，故有阴阳相济之妙，和血使瘀血可散。用生地滋阴以退阳，水足则火自降，并能凉血以润其燥，血凉者则不妄行。用乌梅味酸而收敛，色黑而属肾水，红见黑者止，故有水来克火之义。用槐角清热凉血以润燥，燥热除则风自熄。用钩藤有镇肝熄风之效，方中用夏枯草，调肝气，解肝郁，清肝火，使气机通畅，并有降血压之特效。佐甘草和诸药解百毒，使群药团结一致，从而达到滋阴凉血、平肝息风之目的。

【医案】患者赵××，女，43岁，住河南郑州市，于1961年春节时突然昏倒，不省人事，用担架抬到我院，住院治疗。余诊其脉，浮大弦数，舌质绛红，苔发黑。问其病史，他人代诉，素日性情急躁，爱恼怒、生气，家有三个孩子，终日劳累，经常有头晕的感觉，昨天自述头晕较重，没有注意。突然昏倒，不会说话，颜面潮红，头汗出，左半身不能举动，闭目，口不能言。诊断为中风不语，极其严重。同时血压检查，收缩压240毫米汞柱，舒张压130毫米汞柱，按本病原方服一剂，就会睁眼了。仍照原方加犀角（水牛角代替）3g，服2剂后能应声说话，又照上方服3剂，血压降至正常，能下床活动，共服药6剂，基本痊愈出院。

# 颜面神经麻痹

【脉舌】脉象微浮，稍有弦象，舌质微红，中心苔薄白。

【病因】多因内属阴虚肝旺，木克土使脾虚，元气不足，经络空疏，腠理不固，外因风邪乘虚而入，以致为病。络脉空虚，则外邪易袭，肝肾不足，则内风易生，所以内因元气不足，外受风邪所致为病。

【症状】口眼㖞斜，或口流涎液，或左或右侧面部麻痹，眼不能闭合，或舌强言语口笨，即说话迟钝不灵活等。

【治则】法宜益气养血，疏风为主。

【处方】当归12g，川芎5g，赤芍10g，黄芪25g，防风6g，荆芥6g，薄荷6g，白附子10g，全蝎6g，僵蚕10g，红花6g，桔梗6g，细辛3g，甘草3g。水煎服。

【加减】如头痛加白芷6g、生石膏25g，如眼珠胀痛，加夏枯草30g，有痰加半夏10g、茯苓15g，舌苔黄加生石膏，如大便秘结加大黄10g，或者不用大黄加草决明30g，心烦加竹茹10g、黑栀子10g，胃满不消加枳壳12g、厚朴12g。

【按语】此病属于元气不足，络脉空虚，腠理不固，外因风邪乘机而侵为病。故方用当归以养血，佐赤芍、红花以活血，血和风自灭，用荆芥、防风、白附子专除头面之风邪。此方妙在用黄芪大补元气为主，得防风其功益大，并能通行周身随所引而无不至，扶正以散风邪，所以正气通畅，则风邪自除。

# 风火头痛

【脉舌】脉象洪大弦数，舌质红，多无苔或舌中心苔薄微黄。

【病因】内因阴虚水不涵木以致心火旺盛，外受风邪侵犯为病。风为天之气，属于阳邪，六淫为首，百病之长，天地间唯风无所不入，人最难防，其中最速，人所受之为病最广。①头为人身诸阳之会。②内因心火为阳上冲于脑。③外受风邪为阳直中于头。三阳相搏，定有剧烈头痛之患，故头痛剧烈者，乃风火也。

【症状】头痛剧烈，甚则如劈，触之发热，摸之烙手。

【治则】散风清热。

【处方】生石膏30g，生栀子25g，谷精草20g，白芷6g。水煎服。

【加减】两太阳穴痛加川芎6g，头顶痛加藁本6g，后脑痛加细辛3g、藁本6g，渴者加花粉6g、麦冬10g，咽喉痛加桔梗10g、甘草6g。

【按语】风火头痛一病，因风为六淫为首，头为诸阳之会，又加阴虚肝旺，心火上冲，故头痛剧烈。处方用生石膏30g，以清阳明之火而治头痛。用谷精草以除阳明之风热，佐白芷以散头风使风邪外达，邪火即可随之而出。用栀子清三焦之火，又能凉心肾，使热邪可从小便而出。故风从外达，热从里解，其痛自止矣。余五十年之经验，此方对风火头痛之治疗，有效者不计其数，善用者无不立竿见影。

# 神经衰弱

【概述】神经衰弱一病，是内科常见的一种疾病。古代医书、医家论述颇多，然题不集中，散见于"失眠""虚劳""郁证""惊悸怔忡健忘""烦躁"和"心病"诸章节中。祖国医学素来主张阴阳平衡、内环境稳定的整体学说，各脏腑的某一环节失调，破坏了机体的相对稳定性，均可导致"神经衰弱"，但是心、肝、肾和脑海的关系最为密切。

《素问·调经论》提出：心藏神，神有余则笑不休，神不足则悲；肝藏血，血有余则怒，不足则恐；肾藏志，志有余则腹胀飧泄，不足则厥。《灵枢·海论》提出：髓海不足，则脑转耳鸣，胫痠眩冒，目无所见，懈怠安卧。《金匮要略》"虚劳病篇"提出：虚劳虚烦不得虑，酸枣仁汤主之。神经衰弱也和脾有关，朱震享在《丹溪心法》中，对此有所论述：健忘由精神短少者多，亦有痰者，此证皆由思忧过度，损伤心包，以致神舍不清，遇事多忘，乃思虑过度，病在心脾。又说：思伤脾亦令遗忘，治之以归脾汤，神宁意定，其证自愈也。总之古人已经较明确地认识到本病是一个与情志有关，影响多个脏腑功能的疾患，因而症状多样，治法各异。

总结过去的认识，结合我们自己的经验，体会到神经衰弱不是一个单纯的精神现象，是有一定物质基础的。这就是内环境中，脏腑之间的正常关系或稳定性被破坏，只是还没有到现在有方法能够检查出的程度而已。只要我们认真探索古代医学宝库，并与现代医疗知识相结合，灵活地运用辨证施治原则对待每一个患者，神经衰弱并不是不治之症。临床上也看到不少患者，长期不愈，或延期失治，或治疗不当，形成恶性循环，病势越来越重，身体越来越虚，甚至并发症愈来愈多，都是由于对本病没有正确认识造成的。

【脉舌】脉象一般沉细弦数而有力，或沉细而无力。舌质一般淡红，苔薄白。

【病因】神经衰弱的特点，一般先有心、肝、肾三脏的阴虚，进一步发展可阴损及阳，或旁及其他脏腑。心主一身之神，肾主一身之精，心肾不足则精神短少，阴虚肾水亏，则水不涵木，以致肝火旺盛，邪火上冲，冲入头脑则头昏脑涨，冲入心包则扰乱心神、烦躁不安、失眠多梦。肝气旺横逆而犯脾胃，使胃纳不佳，消化不良，四肢重着，肌肉萎缩，乏困无力。脾为后天之本，脾弱可以导致五脏俱虚。脾在生理上与肺有密切关系，在五行相生上，土生金，脾虚则不能滋生肺金，加之肝火旺盛，故造成木火刑金，使肺更弱。除受六淫影响易于产生外感诸证外，又不能生水，使肾更亏，邪火更盛。阴损及阳，命门火衰，虚寒丛生，所以五脏功能的病理状态循环相克，逐渐形成"虚劳"，使病程迁延，久治不愈，在治疗上法当培土生金，滋阴壮水以制火，打破病理过程上的恶性循环，疾病即可愈复。

【症状】大致分为5个部分，3个特征。

头晕头涨、头重、头木、头闷、头昏、头紧缩、头混浊，脑热，耳鸣，头项强。

失眠，梦多，睡不沉，或嗜睡，健忘，不能写作和视痛。

头痛，额痛，两太阳穴痛，眉骨痛，目珠痛，头顶痛，脑后痛。

遗精，滑精，早泄，阳痿，周身倦怠，腰酸软无力。

有时迷糊，言语迟钝，说话不灵活，有时气短，发喘，有时心慌跳，心发急，烦躁，坐卧不安。

特征分别如下：

如有冲血性者，属于肝火偏于旺盛，两眼有红筋。头昏涨轻，疼痛较重，此为冲血性的特征。

如有贫血性者，则阴虚偏于水亏，两眼无红筋，头涨痛较轻，而晕者为重，故为贫血性的特征。

如冲血而兼贫血性者，则属于阴虚肝旺，两眼素无红筋，每睡起时，两眼发红，但10~15分钟即可消失，乃为冲血性而兼贫血性的特征。

【治则】按以上症状三个特点而定治疗原则。

如有冲血性的特征，宜清热平肝之法治之。

如有贫血性的特征，宜滋阴养血之法治之。

如有冲血性而兼贫血性的特征，宜滋阴平肝之法治之。

【处方】按以上三个治疗原则，而立方药的组成。

第一方清热平肝汤（适用于冲血性）：当归12g，白芍20g，生地15g，乌梅6g，白芷6g，藁本6g，菊花10g，薄荷6g，夏枯草25g，石决明15g，怀牛膝15g，黑栀子12g，甘草3g。水煎服。

此方用当归以养血，佐白芍以平肝，使木得其条达，加生地滋阴以退阳，佐怀牛膝能引脑中之热下行，并能使冲血性下降，石决明以镇肝，和黑栀子使火下行。方用藁本、菊花、薄荷、白芷，直达头顶以散热而止痛。其中用甘草性平，和药性，解百毒，使之不争，佐群药团结一致，使热清肝阳降，则晕痛自除，脑中之热邪自下，失眠多梦也就自愈。此方生新化瘀，推陈致新，邪去正气生，阴阳自然平衡，乃病自愈。

第二方滋阴养血汤（适用于贫血者）：熟地25g，山药15g，黄肉15g，茯苓12g，泽泻10g，牡丹皮6g，陈皮10g，半夏10g，党参12g，天麻6g，甘草3g。水煎服。

此方对于神经衰弱偏于贫血性者，较为适应。如头痛者轻，而晕涨重者，最为适宜，方用熟地、生山药、萸肉、茯苓、泽泻、牡丹皮是六味地黄汤，主治肾水不足，功专滋阴补肾而养血。其中用党参加入滋阴之剂，以扶肾中之阳，而不使阴阳偏胜，故有阳生则阴长之义，其中用陈皮以理气，佐半夏以化痰，并能调和胃气，又能使滋阴之剂而不腻胃，故互有相济之妙。加天麻以治眩晕。此方总的目的，是使阴阳和平，水火既济，如此头晕自除，乃病自愈。

第三方滋阴平肝汤（适用于贫血兼冲血者）：熟地25g，生山药15g，萸肉12g，茯苓12g，泽泻10g，牡丹皮6g，藁本6g，细辛3g，菊花10g，党参10g，补骨脂6g，巴戟天12g，肉苁蓉12g，夏枯草25g，白芍15g。水煎服。

此方对于神经衰弱、贫血而兼冲血者较为适应，方中用地黄汤滋其阴，补骨脂、肉苁蓉、巴戟天壮肾中之阳。水足则肝火下降，真阳盛脾土得到熏蒸，土能生金，又加党参以补肺气，故肺气足则五脏之气皆旺，所以妙在培土生金，金水相生之义。藁本、细辛二味是上通于脑，下归于肾，佐菊花、白芍、夏枯草以平肝而治头痛，甘草和诸药团结一致，达到金水相生治疗之目的。

【加减】以上三方治神经衰弱，可以互相调配，灵活运用，较为妥善。牙痛者，加升麻10g、生石膏30g，目珠痛加夏枯草30g，腰痛加杜仲15g，气短加黄芪30g，心下满加枳壳12g、厚朴12g，胃满胸闷加桔梗10g、郁金6g，胃痛加白豆蔻6g、瓦楞子20g，大便秘结加草决明30g，胁下痛加柴胡12g、青皮12g、生牡蛎15g，遗精加知母10g、黄柏10g，烦躁发急加姜黄连5g、黑栀子12g，心悸怔忡加朱砂拌茯神15g、酸枣仁15g，头痛剧烈者加生石膏30g，如失眠严重头痛剧烈，夜不能寐，可另加朱砂3g、琥珀3g、珍珠0.1g、马宝3g、羚羊角1.5g，共为细面，分成6包，每日早晚各服一包，开水调服。

【按语】神经衰弱一病，是临床常见的让人苦恼的疾病，患者经常头晕涨痛，夜则失眠，甚则不能上班工作。余数十年在临床对本病的观察，根据症状表现，如头晕耳鸣、心悸怔忡、气短身困无力等，多属于心肝肾不足、阴虚肝旺之故，按此治疗多数较为有效。

从人的整体来说，是阴与阳的对立统一体。阴阳平衡就是健康，阴阳偏胜就是疾病，偏于阳者病温病热，偏于阴者病清病寒。在治疗方面，热者凉之寒之，寒者热之温之，各救其偏，使之阴阳平衡，则疾病也就自然消除。所以在治疗上对本病阴与阳的偏胜调节，更为重要。

对于神经衰弱的治疗，主要是根据本病症状，大致分为五个部分，三个特征。又根据三个特征，定下治疗原则。按治疗原则，而组成三方，虽按三方治疗，但是其中还要注意症状的不同，或有合并疾患，需要灵活运用，加减适宜，即可取效。

【医案】

例一：患者蔡××，男，32岁，工人，自述患病数年不愈，经常头晕胀痛，失眠多梦，下肢酸软无力，心悸气短，食欲不振，合并呕吐血水，大便下血，大出血两次，通过抢救缓解。余诊其脉，虚浮无力，问其病史三年有余，曾多方治疗无效，目下症状仍是头晕涨痛，失眠、盗汗特别严重。

此属于阴虚肝火旺盛，同时按本病第三方服2剂。复诊自述服药后身轻气壮，头部也有清爽之感。仍照原方服3剂，病情逐渐减轻，共服药8剂而愈。

例二：患者杨××，男，21岁，淮阳县人，自述于1958年起头痛剧烈，晕涨较轻，失眠多梦，健忘心悸，头痛特别严重。余诊其脉象弱数，舌质淡红。问其病史，一年有余，逐渐加重。诊为肝阳偏于旺盛，两眼珠发红，有冲血的征象，同时按神经衰弱第一方服药3剂，复诊时自述服药后头有清爽之感，头痛大有减轻，照原方再服3剂，症状大多消失，仍照原方又服3剂，共服药8剂而愈。

例三：患者王××，男，42岁，于1960年来我院住院治疗，自述头晕胀痛，夜则失眠，特别是头晕严重。余诊其脉沉细弦数，舌质红。头晕眼痛，并有昏闷麻木之感，两眼发红，夜则失眠，两手颤动，言语中断。问其病史，于1958年发病，在某医院确诊为神经衰弱，住院治疗1年好转。近来病势逐渐加重，按脉象沉者主里在脏，弦者主肝，数则加热。头晕者是肾水不足之故，头痛者肝阳上亢，邪火上冲也。故诊为阴虚肝阳旺盛，邪火上冲所致。同时投本病第一方和第二方调配治疗，服药2剂后，自述头痛减轻，仍照二方调换交替治疗，共服药28剂，痊愈出院。

# 肾盂肾炎

【脉舌】脉象微浮而数，舌质淡红，苔薄白。

【病因】六淫之邪侵犯，皆能致此，主要是湿热侵犯郁积为病，按现代医学所谓，由各种常见革兰氏阴性杆菌或革兰氏阳性球菌感染肾盂及肾间质所致。

【症状】畏寒发热，或高热时有头痛，身疼，体温下降时常伴有汗出等，并有腰痛或尿频感。

【治则】法宜利湿清热为主，佐以败毒之法治之。

【处方】柴胡15g，葛根15g，连翘15g，花粉10g，土茯苓30g，蒲公英12g，狗脊30g，石斛12g，甘草3g。

【加减】如高热40℃左右加生石膏30g、知母12g，如腰酸甚者加杜仲20g，如尿道痛加瞿麦15g，如小便频数加槐米6g。

【按语】肾盂肾炎采用中药治疗效果良好，祖国医学认为是湿热郁积为病，所以方用柴胡、葛根透肌解表，使周身之经络疏通，湿热之邪容易外达，并能解肌而退热，用连翘、花粉以清热败毒，并有消炎杀菌之作用。土茯苓、蒲公英除湿热，利筋骨，有清热败毒消炎之效。方中用狗脊补肾而治腰痛，石斛补肾阴又能祛除肾中之热。此方总体作用是利湿清热，消炎败毒，主要功能有杀菌等。

# 慢性肾炎

【概述】慢性肾炎一证，多见周身面目浮肿，关于它的形成，主要是肺脾肾三脏功能的失调，同时与膀胱和三焦有密切关系，《素问·阴阳别论》说：三阴洁，谓之水。又"水热总论"说：肾者胃之关也，关门不利，故聚水而从其类。盖肺气不宣，则不能通调水道，脾失健运，则不能升清降浊。肾主水液，肾虚则水泛滥，肺脾肾三脏俱病，又势必影响到三焦决渎的作用，使膀胱功能失常，这样就使水停聚而发生水肿。

【脉舌】脉象浮，苔白滑为阳；脉象沉迟，苔白腻为阴。

【病因】感冒风邪侵袭，肺主皮毛，如邪伏于表，则肺气不宣，不能通调水道，下输膀胱，以致风遏水阻流溢肌肤而成水肿。

【辨证】关于水肿的辨证，概括地可分为阴水、阳水两大类。阴水多属表属实，阴水多属里属虚。阳水包括风水侵袭、水湿浸淫、湿热蕴结等，阴水为脾肾阳虚所致。

【症状】阳水者，由于风邪侵袭，症见面目浮肿，多先肿上体，继而浸延全身，恶风，骨节疼痛，或见寒热脉浮，苔白滑。

（1）由于水湿浸渍者，症见肌肤浮肿，按之没指，小便不利，脉浮而不恶风，骨节不痛，口不渴，而苔白腻。

（2）如湿热蕴结者，症见遍身肿胀，烦热口渴，小便赤涩，大便秘结，胸痞腹胀，或气粗喘满，脉滑或数而有力，舌苔黄或腻。

阴水者由于脾肾阳虚，症见面色苍白，周身浮肿，腹满，或下肢先肿，不烦不渴，小便清白短少，大便自调，或溏泄，四肢清冷，脉见沉迟，舌苔白腻。

【治则1】如阳水者，法宜疏风解表，利湿消肿之法治之。

【处方】柴胡15g，葛根15g，防风10g，白芷6g，薄荷6g，猪苓12g，泽泻12g，赤小豆30g，丝瓜络30g，冬瓜子15g，枳壳10g，厚朴10g，甘草3g。水煎服。

【加减】如身热口渴加生石膏30g，鼻衄加葛根30g，泄泻加白术12g、茯苓12g、薏苡仁15g，如气虚加党参15g，如水消失以后，可改用党参、白术、茯苓、甘草，再加适当利湿之药即可。

【治则2】如阴水者，法宜益气健脾，利湿消肿之法。

【处方】党参15g，白术12g，茯苓12g，车前子12g，猪苓12g，泽泻12g，防己12g，龙胆草6g，肉桂1.5g，甘草3g，丝瓜络30g，赤小豆30g。水煎服。

【加减】如胃胀胸闷加枳壳12g、厚朴12g，如大便泄泻或大便溏泄加苍术15g，小便不利加瞿麦15g、茅根30g。

【按语】肾炎症状是颜面浮肿，甚则遍身浮肿，小便不利，与祖国医学所说的水肿颇有相似。余在临床数十年来，对此证之治疗，是在水肿证的基础上进行研究的。在临床观察，按阴阳表里辨证施治多数屡试有效。如症状属阳在表，法宜疏风解表为主。如症状属阴在里，法宜益气健脾利湿为主。古云：诸湿肿满皆属于脾，脾者属土，土为万物之母，如脾虚失去健运，则使胃气不和；胃为水谷之海，肾为胃之关，关门不利，水湿停滞，则泛滥于肌肤而作肿。故肾炎与肺脾存在着密切关系，治当健脾利湿，此为治水肿之主要原则。

【医案】

例一：患者张××，男，5岁半，于1962年冬季来我院住院治疗。住院检查：蛋白（++++），透明管型（+），红细胞少许，胆固醇600毫克，周身浮肿严重，腹围59厘米，阴囊肿甚，病势严重，面唇苍白，脉象沉细，乃为阴水，法宜健脾利湿，消肿温肾之法治之。方用本病第二方，但原方加减如下：党参10g，白术6g，茯苓10g，猪苓6g，泽泻10g，丝瓜络12g，赤小豆10g，防己3g，胆草1.5g，肉桂1.5g，车前子5g，甘草3g。水煎服。

此方服一剂，小便有所增多，浮肿显消，又照原方服两剂，全身水肿消去三分之二，阴囊肿也消去大半，开始治疗不忌盐，全身水肿很快完全消失，共住院治疗114天，痊愈出院。

例二：任××，男，26岁，1979年来我院住院治疗，全身浮肿严重，血压高，胆固醇高，总蛋白低，同时尿蛋白检查（++++），颗粒管型（++），红细胞（++），当时主要有胸水，呼吸困难，胸痛胸闷，面色苍白，不思饮食。

处方：党参15g，白术12g，茯苓12g，陈皮12g，葛根15g，冬瓜皮15g，桃仁10g，葶苈子12g，薏苡仁30g，防己12g，胆草6g，瞿麦15g，草果10g，丝瓜络15g，赤小豆15g。水煎服。

此方服3剂，尿量增多，饮食增加，原方继服，共服12剂胸水消除，全身浮肿逐渐消退，共住院治疗3个多月痊愈出院。

例三：王××，男，25岁，患者12天前（7月8日）因被大雨淋而感冒发热，体温达38~39℃。在本院口服"安乃近""氯梅素""吗啉胍"等药物，仍不见好转。改为用"葡萄糖""四环素""氢考可的松"静脉滴注。输液过程中发生了反应，患者面色苍白，大汗淋漓，脉微肢冷，血压60/40毫米汞柱，经过补液抢救反应缓解。继续输液3天，热已停止，但同时出现眼睑浮肿，尿少，排尿有灼热感。查尿蛋白（+++），白细胞（++），红细胞（++），颗粒管型少许，按急性肾炎常规治疗。16日发现恶心、呕吐，腹胀不适，尿量少，腹部隆起增大，呃逆频发，食欲速减，急查$CO_2CP30V\%$。速补给碳酸氢钠纠正酸中毒。同时在18日查尿蛋白（++++），白细胞（++++），颗粒管型（+），一昼夜无尿。18日到我院求治，根据主诉，余开一处方，当晚患者服此药一煎，次日凌晨即排尿400毫升。于19日早上8时住院治疗。

检查：脉象沉弦，舌苔黄腻，舌质紫红。患者眼睑及全身轻度浮肿，腹部隆起增大，呃逆频繁不止，神疲倦怠而欠佳。

化验检查：血常规红细胞10.5g/L，白细胞$9.9 \times 10^9$/L，中性粒细胞90%，淋巴细胞10%，尿常规：蛋白（++），白细胞3~5个，红细胞6~12个。血生化：T5.1g%，A2.8g%，G2.3g，$CO_2CP39V\%$，尿素氮118mg%；酚红试验：第一杯3%，第二杯5%，第三杯8%，第四杯7%，总23%。

辨证：患者发病是被雨淋之后，湿邪侵袭又加外感风寒，风寒来表，腠理闭塞，卫阳被遏，故发热恶寒、无汗。雨淋后，寒湿困脾，脾失健运，以致胃气不和，中脘痞闷，恶心呕吐，呃气频作，由于脾虚胃气不和，水湿泛滥，故全身水肿。"肾者，胃之关也"。关门不利，则小便不通。加之水湿内停，郁而化热，湿邪下注于肾，乃属脾肾双亏，湿热郁积所致，故发为水肿合为关格之证。

诊断：水肿合并关格；急性肾炎合并尿毒症。

治则：健脾和胃，清热利湿消肿。

处方：藿香12g，苍术20g，瓦楞子30g，茯苓15g，猪苓15g，泽泻12g，瞿麦15g，防己15g，龙胆草10g，赤小豆15g，丝瓜络15g，草果12g，半夏12g，甘草3g。水煎服。

8月28日查房，患者上药共服10剂，病情大有好转，全身浮肿消失，饮食增加，原不能食，现日进食200g左右，因体质消瘦、乏力，故有恶心欲吐之症状。又考虑原来血浆蛋白过低，故于8月30

日在上方基础上加入玉屏风散，黄芪60g，白术15g，防风10g。从8月30日化验中可看出，血常规红细胞11g%，白细胞$6.3 \times 10^9$/L，中性粒细胞87%，淋巴细胞13%；血生化：T7.8g%，A4.3g%，G3.5g，$CO_2CP$48V%，尿素氮45mg%；尿常规：蛋白极微，白细胞2~3个，红细胞0~1个。酚红试验：第一杯15%，第二杯12%，第三杯10%，第四杯10%，总47%。8月11日，肿全消，已不恶心、呕吐，食欲大增，苔白腻，脉沉弱，患者脾胃虚弱，元气不足，肾气不固，故仍健脾和胃，补气养血，佐以固肾。

处方：藿香15g，半夏9g，川朴12g，党参15g，苍术20g，云苓15g，陈皮12g，泽泻12g，山药15g，枸杞子15g，仙灵脾12g，黄芪30g，瓦楞子20g，甘草3g。水煎服。

患者服此方一直到出院，恢复快，疗效佳。化验结果提示各项指标均正常，以上经治1个月检查结果提示基本痊愈，又巩固1个多月痊愈出院。出院后检查两次各项数值均正常，患者无不适之感，身体健壮。

按语：此证本属寒湿入里郁而化热所致，由于湿伤于脾，热归于肾，以致脾肾双亏。湿为地之气，属于阴邪，其中人者缓，其入人者深，湿为重浊黏腻之邪，容易导致气机不能通畅，湿郁化热而缠绵，热被湿阻而难清。脾失健运则胃气不和，故纳呆腹胀，呕吐不止，逆气上攻，呃逆频作。肾为胃之关，关门不利，则小便不通；脾与胃相表里，肾与膀胱相表里，下不通则上壅，二脏不和则全身气机水液代谢不能通畅，而形成极危之候。法以调和脾胃为主，佐以利湿清热治之，脾胃调和，则全身气机即可通畅；气机调达，则水道自利，水道利则湿邪即可排除。湿热消除，则肾功能自然恢复正常。此所谓治肾先治脾，为培土生金，而达到金水相生之法也。

# 遗　精

【脉舌】脉象沉细而弱或弦数，舌质微红，多无苔。

【病因】因阴虚邪火妄动，或因思欲未遂引起心神不宁，君火偏亢，相火妄动，以使阴虚阳旺故遗精。正如尤在泾说：动于心者，神摇于上，则精遗于下也。张景岳所谓，壮年气盛久节房欲而遗者，此满而遗者也。此外所指的遗精属于阴虚邪火妄动，或思欲未遂，以致君相之火妄动而为病。

【症状】头痛或眩晕，身困无力。遗精有二，如梦而遗者，为君火偏亢，相火妄功之故。如不梦而遗者，为心肾不足，阴虚邪火妄动之故。已久身体衰弱，或夜则盗汗等。

【治则】滋阴补肾，清热固精。

【处方】玄参20g，生地15g，麦冬12g，知母10g，黄柏10g，生石膏30g，石斛12g，陈皮12g，厚朴12g，甘草3g。水煎服。

【加减】如梦而遗者，原方服之即可，如不梦而遗者，加巴戟天15g、枸杞子15g、熟地15g，如心悸怔忡，加朱茯神15g、炒枣仁15g，如失眠加焦栀子12g，如胃满加枳壳12g、厚朴12g，如盗汗加煅牡蛎15g、浮小麦30g。

【按语】此病本属阴虚邪火妄动，以使夜梦遗精。不梦而遗者，乃为心肾不足，阴虚肾气不固，而相火妄动，故不梦而遗。

余对此病的治疗数十年，从失败中又找出新的经验，往往对此病的治疗，都是以肾亏为主要原因，法以补肾涩精为治疗法则。病势越来越重，遗精就越来越多。患者身体更加衰弱，已久不愈，最后延期失治，不可救药。

此证主要是阴虚邪火妄动所致，法当重用玄参色黑属水，壮水以制火，用生地滋阴以退阳，知母黄柏二味专治阴虚邪火妄动，故邪火下则精自止，乃病自愈。

如用补肾涩精之法是不会有效的，因补与涩，邪火不易消除，反而更加严重，医者可作参考。

# 扭伤腰痛

【脉舌】脉象沉细而弱，舌质淡红，多无苔。

【病因】多因肾虚体质衰弱，突然扭转闷伤，气滞不和，阻塞经络，气机不畅故作痛。古云：邪之所凑，其气必虚。又云：痛则滞，滞则不通，通则不痛，故因气虚、气滞而为痛。

【症状】突然扭转闪伤腰痛，甚者剧烈疼痛难忍，或者病甚卧床不起，不敢转侧，动则疼痛更甚。

【治则】温肾补肾，益气调气，通经活络。

【处方】党参30g，小茴香15g，穿山甲12g，土元12g，杜仲15g，补骨脂10g，青盐6g，全虫10g，甘草3g。水煎服。

【加减】如妇女扭伤腰痛加桃仁10g、红花6g，如血虚加当归15g，如大便秘结加肉苁蓉15g、草决明30g。

【按语】此病本属肾虚元气不足，气滞不和或扭转闷伤所致为病。人是以气为主，气足则强，气虚则弱，气滞则痛。所以扭转闪伤腰痛者，是气滞阻塞经络不通，气机不能通畅。又加肾虚元气不足故疼痛难忍。方用党参大补元气，佐杜仲、补骨脂、小茴香以温补肾气，使正气足，则滞气即可通畅，滞气通畅，则疼痛自止。用穿山甲通行经络直达病所，佐全虫、土元以舒筋和血，使气血即可通畅。加甘草和诸药使之不争，并能团结一致，从而达到气和痛止的治疗目标。

# 疝　气

【脉舌】脉象沉细微数，重按无力，舌质淡红，多无苔。

【病因】多因禀赋不足，气血双虚，或肾阴亏损，以致元气不足，气虚下陷，合并内有湿热所致为病。

【症状】小腹急痛，睾丸肿胀疼痛。

【治则】益气养血，滋阴补肾，利湿清热，消肿止痛。

【处方】当归12g，白芍25g，党参15g，白术20g，茯苓15g，陈皮12g，升麻10g，小茴香10g，乌药12g，川楝子12g，广木香3g，黄柏10g，肉桂1.5g，甘草3g，车前子12g。水煎服。一般3~5剂即可有效。

【加减】如腰痛加杜仲15g、川续断15g，如睾丸肿痛甚者黄柏改为15g、川楝子改为15g，如小便不利加车前子15g、滑石20g。

【按语】此病本属禀赋不足，阴虚肾亏，又加湿热郁积于小腹，以致小腹隐痛及睾丸肿痛为病。此当以滋阴补肾、利湿清热、消肿止痛之法治之。由于患者禀赋不足，气血双虚，体质衰弱，故方用四君子汤，党参、白术、茯苓、甘草健脾补气为主。孤阳不生，独阴不长，故阴虚需要补阳，且有阳生则阴长之义。气为血之帅，气能生血，气血足则身自强，其中用升麻以升提下陷，佐乌药、小茴香、川楝子以行小腹使滞气上下通畅，功效直到睾丸，又引车前子以利湿热，使湿热之邪皆从小便而出，湿热除则肿痛自消，疾病自愈。

# 白　浊

【脉舌】脉象沉细微数，舌尖红，中心微有薄白苔，或苔微黄。

【病因】阴虚邪火上冲于肺，金被火克，不能制木，木克土，脾虚而生湿，湿郁而化为热，湿热下注，阻于膀胱、尿道、前列腺，又加相火妄动而病。

【症状】小便下白液，微有热痛之感，或淋漓不断，名曰白浊。

【治则】滋阴清热利湿。

【处方】熟地15g，山药15g，山萸肉12g，茯苓12g，泽泻10g，牡丹皮10g，瞿麦15g，滑石20g，知母10g，黄柏10g，银花12g，甘草3g。水煎服。

【加减】如小便短赤加车前子12g、茅根30g，如大便秘加大黄6g、草决明30g，如尿道疼甚者加灯心草6g、栀子12g，白浊淋漓过多加土茯苓30g。

【按语】此病本属阴虚湿热为病，方用六味地黄汤以滋其阴，此系泄水制火之义。阴虚则火旺盛，水足则火自灭。用瞿麦、莲须以清利水道，佐滑石以利膀胱之湿热，用知母、黄柏滋阴则相火自熄。加银花以清热消炎，湿热除，疼痛自止。白浊自然消除，其病自愈。

# 膀胱炎

【脉舌】脉象沉细而数，舌红，多无苔。

【病因】多因内伤辛辣食物，或淫欲过度而生温，湿郁已久而化为热，湿热下注，结于膀胱为病。外因则为外感风寒侵袭，郁而化热，归于下焦太阳膀胱，故热急而发炎。

【症状】小便色黄或色赤，小便频数，或小腹有热痛感，触之痛甚。

【治则】利湿清热，消炎败毒。

【处方】瞿麦30g，茅根30g，槐米6g，滑石20g，黄柏6g，银花12g，甘草3g。水煎服。

【加减】如小腹痛加青皮12g、白芍20g，如血虚加当归12g，气虚加党参15g。

【按语】膀胱炎一病，属于湿热结于膀胱为病，法宜利湿清热为主，方用瞿麦、茅根以利膀胱之湿热，佐槐米以消炎，用滑石利湿而清热，使湿热从小便排出，尿道、膀胱疼痛可止，小便频数自愈。

# 淋　证

【概述】《金匮要略》论淋病的原因，是由于热在下焦。《诸病源候论》亦谓：诸淋者由肾虚而膀胱热故也，肾虚则小便数，膀胱热则水下涩，数而且涩，则淋漓不断，故谓之淋，名曰淋证。

【脉舌】脉象沉细而灵敏，舌质微红，或中心有白苔。

【病因】外因风湿侵犯，郁而化热，湿热下注，郁积于下焦为病。内因厚味醇注，或房劳过度，房劳者即阴虚火动。醇注原味者而生湿也，湿热下注郁积于下焦，故小便淋漓而作痛。

【症状】小便溺时湿痛，淋漓不利，或短黄或赤，或混浊，或白黏液，或小便脂腻如膏（淋漓涩痛为淋漓的主要特征）。

【治则】利湿清热。

【处方】土茯苓30g，猪苓15g，泽泻12g，滑石20g，茅根30g，瞿麦15g，栀子10g，麦冬10g，灯心草3g，甘草3g。水煎服。

【加减】如溺时尿道痛甚，或涩滞不利，单用瞿麦20g、莲须15g、上肉桂3g、朱砂3g，水煎服一碗至二碗，即时有利尿止痛作用。因尿道痛甚则尿闭不通者屡试屡效。如尿道肿痛不利者加银花15g、蒲公英15g。

【按语】小便下淋一病，大致有三个因素形成。①内伤辛辣食物，醇注厚味，而多生湿，湿郁已久而化为热，湿热下注阻于下焦为病。②外感风湿侵袭，郁而化热，湿热下注郁积于下焦为病。③有因房劳过度，阴虚火动而生内热，或合并内伤外感而形成者，在临床不为少见。此证虽然与内伤外感、房劳过度有关，但总的是湿热下注与阴虚邪火妄动为主要原因，故法宜利湿清热为主。方用茯苓、猪苓二味甘淡入肺而通膀胱为主，用泽泻甘咸入肾与膀胱同利水道为佐，又用瞿麦、滑石、茅根以利湿热，而使湿热之邪可从小便出，用栀子、麦冬以清心肺而润燥。肺气清则小便利，湿热自除。用灯心草佐甘草以治阴茎之涩痛，并和群药团结一致，达到湿热除、淋漓止的治疗目的。

如小便溺时痛甚，或涩滞不利，或小便不通者，可单用瞿麦20g、莲须15g、朱砂3g、上肉桂3g，四味水煎服一至二碗，立即有效。

# 癃　闭

【脉舌】脉象滑数，舌质红，苔白而腻微黄。

【病因】癃闭者，主要是三焦气化不能运行。《黄帝内经》云：三焦者，决渎之官，水道出焉。膀胱者，州都之官，津液藏焉，气化则能出矣。膀胱为聚溺之所，溺聚膀胱，赖气化以运行。若三焦气化失常，则决渎失司，水道闭塞不通，或脾虚运化失常而多生湿，湿邪而化为热，由于湿热下注，积于膀胱，阻塞水道致水道不通。

【症状】小便不通，点滴均无，或小腹胀满隐隐作痛。

【治则】健脾利湿，清热化气。

【处方】生白术12g，茯苓15g，猪苓12g，泽泻12g，瞿麦20g，茅根30g，莲须15g，上肉桂3g，朱砂3g，甘草3g。水煎服。

【加减】如小便癃闭不通原方服之即可有效。如元气不足，脉细而弱，呼吸短促，加党参15g以扶正则三焦气化，上下通畅而运行。如脉数、舌苔黄，口干或发渴者，加生石膏30g、滑石20g即可。

【按语】癃闭以小便不通为主要特征，小便闭塞不通，多属于元气不足，三焦气化失常，内有湿热积于膀胱，阻塞水道以致为病。法宜健脾利湿、清热化气之法治之。方用生白术健脾利湿，脾者属土，土为万物之母，脾土健强，始有运化之功，并有培土生金之妙；金汲其生，肺气自足，肺气足则五脏之气皆旺，只要脾土健强，元气充足，三焦之气上下运行自然通畅。陈来章认为，治秘之道有三：①肺燥不能化气，故用二苓泽泻之甘淡以泄肺而降气。②脾湿不能升清，故用白术之苦温以燥脾而升清。③膀胱无阳不能化气，故用肉桂之辛热，以温膀胱而化阴，使水道通利，则上可以止渴，中可以去湿，下可以泄邪热也。

方中用瞿麦治热淋之有血，除湿热利水道又能治尿道之肿痛，用朱砂味甘而凉，体阳性阴，色赤属火，泄心经之邪热，内含阴汞，直达下焦，而利水道，佐甘草和群药团结一致，使之不争，达到健脾利湿、清热化气之作用，如气虚者加党参以扶其正，正气足则运化有常，病乃自愈。

妇产科部分

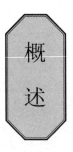

# 概述

　　为了保证妇女的健康，预防工作极为重要。与其病后能求药，不若病前能预防。由此可见，预防为主的方针是十分正确的。《黄帝内经》说，女子二七而天癸至，任脉通，太冲脉盛，月事以时下。月事即是月经的周期性。祖国医学书上也有称之为月经。

　　盖妇人之病与男有相同，有各异。例如经带胎产、杂病为妇科的主要证候。如月经28~30天皆属于正常范围。如月经先期者，为热；后期者，为寒，为虚，为郁，为痰。朱丹溪曰：经水者，阳血也。阳必从阳故其色红。上应于月，其行有常。故曰经为气之配，因气而形成块者，血之凝。将行而痛者，气之滞。行后而作痛者，气血俱虚也。色淡也为虚。错经妄行为气之乱。紫者为热，黑者热之甚，紫黑成块者，血热之极也。古云血寒凝滞，血热则妄行。如月经量多者皆属热证。如带红者为阳多热，白者为阴多寒。寒久而化为热不为少见。因于脾虚命火不足，由热转为寒证也是有之。妇科胎前产后更为重要。在治疗方面，胎前不可用热，产后不可用寒。因胎前属阳多热，产后属阴血虚多寒，医者须知，此为妇科治疗之总则。

# 经前腹痛

【脉舌】脉象沉细或涩，或有结象，舌质淡红，多无苔。

【病因】多因怒气伤肝，木克土，脾虚不能生金，金不生水已久以致阳虚肝郁气机不畅，故腹痛为病。

　　肝为藏血之库，肝病多月经不调，脾者属土，土为万物之母，脾土受伤则运化失常，由于脾虚失职，肝郁气机不畅故经前而腹痛。

【症状】滋阴调肝健脾。

【处方】当归12g，白芍15g，白术12g，茯苓12g，青皮10g，陈皮10g，川牛膝12g，夏枯草30g，生地10g，广木香3g，熟地10g，甘草3g。水煎服。

【加减】如胃满不消加枳壳12g、厚朴12g，如小腹痛加小茴香6g，如大便秘加大黄10g、槐角6g，腹痛加延胡索10g、五灵脂10g，如小腹发凉者加肉桂5g。

【按语】此病属于阴虚肝郁，气机不畅，又兼脾虚运化失调为病，故法宜滋阴健脾调肝为主。方用地黄汤以滋其阴，如雨以润之，合并逍遥散以疏其木，如风以散之，二方加减合用，故有滋水涵木、疏肝解郁之作用。其中用广木香、青陈皮以调其气。古云：气为血之帅，气行则血行，气止则血止。用夏枯草调肝气，解肝郁，使气机即可通畅，白芍佐甘草缓中而止腹痛，故肝气和则月经自行，腹痛自愈。

# 经行腹痛

【脉舌】脉象沉细而涩，舌淡红，多无苔。

【病因】多因肝郁气滞，木克土，脾虚而生湿，湿郁已久而化为热。由于湿热熏蒸，津液受伤，而形成血涩为病，故经行而作腹痛。

【症状】月经来潮，小腹胀痛，按之痛甚。

【治则】健脾润肝，利湿清热，生津润燥。

【处方】当归15g，赤芍10g，红花10g，桃仁10g，大黄6g，知母6g，生蒲黄6g，夏枯草20g，茯苓10g，甘草3g。水煎服。

【加减】如小腹胀或腹痛甚，加广木香3g、川楝子10g，如头痛加川芎5g、白芷6g，如腰痛或腿痛加川牛膝12g、木瓜12g、杜仲12g，如胃胀加枳壳12g、厚朴12g，胸闷加郁金6g、瓜蒌仁10g。

【按语】此病本属脾虚肝郁，内有湿热郁积所致。故法宜健脾利湿、调肝解郁、清热润燥，则经自然通畅。方中用桃仁、红花以润其燥，佐生蒲黄以活血，夏枯草以调其肝，肝气和则郁自散，郁散则正气通畅，故腹痛自止。此方妙在大黄以通其秘，而导其瘀，并能调和肠胃，以清其热，而利其湿，湿热除则病自愈。

# 经后腹痛

【脉舌】脉象浮而无力，舌淡红，多无苔。

【病因】多因血虚肾水不足，水不涵木，以致肝气不和，故腹痛，此系血虚肾亏，肝气不和。

【症状】每月经期，经后腹部疼痛。

【治则】补肾养血，调肝为主，兼以泻中止痛之法治之。

【处方】熟地20g，山药15g，萸肉12g，茯苓12g，泽泻10g，牡丹皮6g，益母草15g，白芍20g，青皮12g，炙甘草6g。水煎服。

【加减】如发渴者加麦冬12g，食欲不振加党参12g、白术10g、陈皮10g，胃满加枳壳12g、厚朴12g，如腹痛兼有白带者加土茯苓30g、乌贼骨20g，如气短身困无力加党参15g、黄芪20g，如心悸加茯神15g、远志6g，失眠加炒枣仁12g。

【按语】此病本属血虚肾亏，肝气不和为病，方用六味地黄汤以滋其验，如雨以润之，水足则能涵木，木得其养则肝自舒，故痛自止。加白芍、炙甘草以调肝气，又有缓中止痛作用。加益母草以治血虚腹痛，又有生新去瘀之妙。

六味地黄汤治疗经后血虚肾亏腹痛者，屡试有效。其中用白芍、炙甘草治腹痛更妙。

# 经行量多

【脉舌】脉象沉细微数或有弦象，舌淡红，多无苔。

【病因】素因多食辛辣食物，而多生燥热，又兼阴虚水不涵木，而形成肝血虚，而生燥热，热极则血妄行，故月经量多为病。

【症状】每月经期经量过多，或提前来潮，或延期不止，严重的形成贫血现象。

【治则】滋补肝肾，清热凉血。

【处方】生地 20g，熟地 20g，山药 15g，萸肉 12g，阿胶 10g，黑地榆 15g，白芍 15g，槐角 10g，知母 6g，黑栀子 10g，甘草 3g，旱莲草 20g。水煎服。

【加减】如月经量多十余日不止者，加乌梅 10g、海螵蛸 20g、仙鹤草 20g、升麻 10g，如腹痛倍白芍加陈皮 10g，渴者加麦冬 12g、花粉 12g，如心悸怔忡加茯神 12g、远志 6g，失眠加炒枣仁 12g，胃胀满不消加枳壳 12g、厚朴 12g，气短、气虚加党参 15g、黄芪 20g，如自汗出加浮小麦 30g。

【按语】此病属于阴虚水不涵木，肝血虚而生燥热，热极则血妄行，故月经量多，或延期不止，已久而形成严重贫血。方用地黄汤滋阴化水以制火，故水足则火自熄，凉血润燥以清其热，热除则血自不妄行，乃病自愈。

# 阴虚经闭

【脉舌】脉象沉细而弱，舌淡红，多无苔。

【病因】多怒则伤肝，肝气不和，又兼阴虚肾水不足。怒则伤肝，肝病多月经不调。阴虚者肾水不足也，肝郁脾虚则运化失常，故阴虚肾水亏，水不足则月经不行，故阴虚经闭而为病。

【症状】月经闭止不来，身困无力，或面色苍白，或面黄肌瘦，妇科检查或有子宫萎缩。

【治则】滋阴补肾，调肝为主。

【处方】熟地 25g，山药 15g，萸肉 12g，茯苓 12g，泽泻 10g，牡丹皮 6g，柴胡 10g，红花 6g，益母草 15g，怀牛膝 20g，甘草 3g。水煎服。

【加减】如头痛加川芎 10g、白芷 6g，胃满加枳壳 12g、厚朴 12g，如腹痛加白芍 20g、青皮 10g、陈皮 10g，口干发渴者加麦冬 10g、花粉 10g，心悸怔忡加茯神 15g、远志 10g，失眠加炒枣仁 12g，如心烦加竹茹 10g，如气短加党参 15g、麦冬 12g、五味子 10g。

【按语】此病属肝郁气机不畅，阴虚肾亏为病。肝属于木，肾属于水，如肾水不足则不能涵木，导致肝血枯燥，故肝病多月经不调。肾为水脏，水不足则月经不行，故妇女肝肾为病，阴虚则经闭不行。方用地黄汤滋其阴而补肾虚，佐柴胡可去厥阴之邪热，宣畅气血，通调月经。用红花、益母草活血，怀牛膝引血下行，用甘草和解诸药，达到滋阴补肾、活血调经作用。余数十年之经验，阴虚经闭者，决不可大开大活而攻破，唯用此方治之屡试有效。

# 白带

【脉舌】脉象沉细而弱，舌淡红，或中心有薄白苔。

【病因】多因怒则伤肝，肝气不和，木克土，脾虚失职而多生湿，湿郁已久而化为热，由于湿热下注，郁积于下焦为病。或因病久脾肾阳虚而转为虚寒。也有阴虚而生内热，兼脾虚生湿，湿热相搏而下白带者也是有之。

【症状】经常从阴道下白液，面黄肌瘦或浮肿，四肢乏困无力，或白带腥臭难闻。

【治则】健脾利湿，滋阴清热。

【处方】生山药30g，熟地25g，萸肉15g，茯苓15g，泽泻12g，牡丹皮10g，乌贼骨20g，土茯苓30g，升麻10g，甘草3g。水煎服。

【加减】如身虚气短、乏困无力加党参15g、白术12g、麦冬12g、五味子10g，如小便时尿道有热感者加车前子12g、滑石20g，小便频数者加槐米10g或加益智仁12g、乌药12g，如白带有气味腥臭难闻者加滑石12g、黄柏12g、知母12g，如脾肾阳虚，四肢厥冷，内湿热而转成虚寒者可加制附子12g、炮姜12g。

【按语】此病属于脾虚湿热下注郁积下焦所致，又兼阴虚而生内热，湿热相搏而下白带为病，方用六味地黄汤以滋阴补肾，用土茯苓以利湿热，湿热除则白带自止，其病自愈。

# 妇女滴虫病

【脉舌】脉象沉细，舌淡红，多无苔。

【病因】外因水湿之邪不洁之物侵犯，内因脾虚而生湿，湿郁已久而化为热，湿热下注又结合外邪感染为病。

【症状】阴道有时发痒，经常白带多，已久出现面色发黄，身困无力，食欲不振。现代医学检查发现滴虫。

【治则】利湿清热，杀菌败毒。

【处方】土茯苓30g，银花15g，薏苡仁30g，滑石20g，槟榔15g，苦参12g，甘草5g。水煎服。

外治法（熏洗）：蛇床子30g，花椒10g，白矾10g，苦参15g。水煎熏洗阴道，每日熏洗一次，熏洗7日有效。

【按语】此病内属湿热所致，外因水湿不洁之物感染为病。由于湿热之邪所致，法宜利湿清热为主，又因外邪感染故用败毒之法治之。

# 阴部发痒

【脉舌】脉象沉细，舌质淡红，多无苔。

【病因】妇女多因月经来潮或因不洁之物感染，或素有白带湿热所致，或因汗出受风邪侵犯，皆能引起此病的发作。

【症状】妇女阴门及周围发痒，如痒甚者，则心焦烦躁不安。

【治则】法当用熏洗法治之。

【处方】蛇床子30g，花椒10g，白矾10g，槟榔12g，乌梅10g，苦参20g，泽兰20g，甘草3g。用水煎熏洗。

【加减】如发已久，痒甚抓破者加白芷12g，如阴门红肿痒痛者加黄连6g、薄荷12g。

【按语】此病内因湿热郁滞，外因不洁之物感染，形成阴门及周围汗出而受风邪所致。方用蛇床子以除风，佐花椒、白矾以燥湿，其中用槟榔、乌梅、苦参、泽兰、甘草以败毒，其痒自止。如发痒治愈后，仍有白带、内有湿热者，可参用前面治疗白带方治之，方可痊愈。

# 崩漏

【脉舌】脉象沉细而弱，或虚浮中空，重按无力，舌质鲜红，多无苔。

【病因】素因多食辛辣食物，又因怒则伤肝，以致气机不畅，肝郁木克土，脾虚而不能摄血，又因脾虚而多生湿，湿郁而化为热，由于湿热郁积已久，故血热妄行为病，从而导致气血双亏。

【症状】阴道出血长期不止，或突然大量出血不止，或经常淋漓不断。

【治则】益气养血，滋阴补肾，凉血止血。

【处方】黄芪30g，何首乌20g，当归10g，白芍20g，党参15g，白术12g，黑地榆15g，旱莲草20g，乌梅10g，升麻10g，熟地15g，山萸肉12g，乌贼骨15g，五味子10g，甘草3g。水煎服。

【加减】如血不止者加仙鹤草30g。如血虚身热者加生地15g，倍熟地；如口渴咽干加麦冬12g；如大便干燥者加槐角12g或加槐花也可，再加草决明30g治便秘更妙。

【按语】此病属于脾虚内有湿热所致，故血热妄行为病。如阴道出血大下不止者为崩，淋漓不断者为漏。崩漏者，阴道出血或大下不止而导致气血双亏。在治疗方面，理当益气养血、滋阴补肾为主，故以凉血止血之法治之。方用黄芪味甘性温，生用固表，以壮脾胃，解肌热，大补元气，故为补药之长。气为血之帅，补气则血自止。其中用何首乌气血双补，用当归引血归经，用白芍佐乌梅以酸敛，使血不再妄行，用党参、白术以健脾土，脾土健强，肺气自足，肺气足则五脏之气皆旺，方中用升麻配熟地、山萸肉随滋阴之药同入阴分，故能提阴中之气，从而达到益气养血、滋阴补肾、凉血止血的作用。按此方加减，治疗本病，无不取效。

# 子宫内膜炎

【脉舌】脉象沉细微数，舌淡红，多无苔。

【病因】多因月经后血室空虚，同时怒则伤肝，肝气不和，木克土，脾虚而多生湿，湿郁而化为热，湿热下陷，乘虚而入血海，又因阴虚，水不涵木，肝血虚而生燥热，热邪乘虚又归于血海，合而为病，故出现子宫内膜发炎，以致出血不止。

【症状】阴道出血不止，或月经来潮量多，或者延期不止，同时结合现代医疗检查，发现子宫内膜发炎等，故名子宫内膜炎。

【治则】法宜滋阴补肾，健脾调肝，利湿清热为主，佐以凉血止血之法治之。

【处方】黄芪30g，蒸首乌20g，归身12g，白芍15g，乌梅10g，升麻10g，党参15g，黑地榆15g，阿胶10g，五味子10g，槐角12g，山萸肉12g，甘草3g，生地15g。水煎服。

【加减】如肾虚腹痛加杜仲15g、川断15g、熟地15g，如血不止加仙鹤草20g、旱莲草20g，如口渴咽干加麦冬12g、知母10g、石斛10g。

【按语】此病本属阴虚而生燥热所致，已久气血双虚，邪热乘虚而入子宫，热极发炎为病。对于本病的治疗原方，主要功能是以滋阴补肾、健脾调肝、利湿清热为主，佐以凉血止血之法治之。方用黄芪大补元气为主，佐当归、白芍、党参、蒸首乌而气血双补。因为子宫出血过多，气血双亏，理当益气养血为主，正气充足则身自强。其中用升麻以升提，并能引血归经，得地黄又能升提阴中之气，加槐角以凉血，炎症自消，故出血自止，乃病自愈。

【医案】李××，女，22岁，阴道出血不止，来本院治疗，余诊其脉沉细而数，舌淡红。问其病史，业已数月不愈。半月前，在洛阳市某医院活体细胞检查谓子宫内膜炎，曾治疗无效。来到郑州后逐渐加重。目前症状仍是大量出血不止，自述腰痛。面色苍白，乏困无力，按此诊为阴虚内有燥热与湿热郁积子宫所致。同时方用上面本病原方加熟地，服2剂又来复诊，自述出血减少，有所见效。仍照原方又服2剂，出血症状基本消除。腰痛消除，病性已久气血双亏，理当再照原方继续再巩固善后，以免病势再有复发，以上共服药6剂痊愈。后回访得知经治愈后，体质恢复正常。

# 妊娠恶阻

【脉舌】脉沉细滑数，舌淡红，多无苔。

【病因】多因受胎之后，阴虚水不涵木，而形成肝火旺盛，木克土，脾虚以致胃气不和，逆气上冲，呕恶不止为病，故名恶阻。

【症状】怀孕以后，或一至两个月左右，厌食呕恶不止，甚则不能食，食则吐，以及心下痞满等。

【治则】养阴平肝，健脾和胃，安胎止呕。

【处方】白术12g，黄芩10g，苏梗10g，陈皮10g，柴胡10g，白芍12g，甘草3g。水煎服。

【加减】如腹痛者加菟丝子12g、川续断12g，如口渴咽干加麦冬12g，呕吐甚不止者加代赭石12g。

【按语】此病属于阴虚肾水不足，水不涵木，故而造成肝火上逆，木克土，脾虚运化失常，以致胃气不和，故厌食或呕吐不止。方用白术以健脾，用陈皮以和胃气，黄芩为安胎之圣药，胎气安则呕吐自愈。

【医案】马××，女，22岁，住河南密县，于1958年患妊娠恶阻证，数日治疗无效，逐渐加重，甚则呕吐血数次，身体消瘦，精神欠佳，不欲食，食则呕吐不止，故来诊治。余诊其脉，沉细滑数，舌质淡红，问其病史2个月有余，仍是恶心呕吐不止。投上面本病原方加代赭石12g，服2剂后，又来复诊。自述服药后呕吐减轻，可见此方有效，仍照原方续服，以上共服药6剂痊愈。

# 妊娠腰酸痛

【脉舌】脉象沉滑而数，舌质红，多无苔。

【病因】多因脾虚元气不足，肾阴亏损，水不涵木，又因怒则伤肝，肝郁气机不畅，以致胎动不安，或扭伤腰痛或有酸困痛感。

【症状】腰困酸痛（如妊娠有腰困酸痛症状者，即为流产之先兆）。

【治则】法宜保产无忧散治之。

【处方】当归5g，川芎3g，白芍3g，菟丝子5g，枳壳2g，厚朴2g，荆芥3g，羌活2g，艾叶2g，贝母3g，黄芪5g，甘草3g，生姜3片为引。水煎服。

【加减】孕妇有腰酸困痛者，或有腹痛，用此方按原方分量即可，在临床屡试有效，仅供参照。

【按语】妊娠腰酸困痛，多因肾亏元气不足，肝郁气机不畅或扭伤等，如有此症状应注意防止先兆流产。方用保产无忧散原方在临床治疗屡试有效。该方益气养血，调理脾胃又能使气机通畅，故有安胎之效。

# 妊娠咳嗽

【脉舌】脉象浮滑微数，舌淡红，多无苔。

【病因】多因怀孕之后，阴虚肾亏，邪火上冲于肺，火克金，肺虚元气不足，又兼外感风邪直入于肺，因肺不受邪故作咳嗽。

【症状】咳嗽气短，呼吸不畅，胸膈满闷不适，甚则汗出，口渴咽干，不欲饮，腹痛，胎动不安。

【治则】养阴清肺，止嗽安胎。

【处方】沙参15g，麦冬12g，知母10g，贝母10g，款冬花12g，百合12g，炙桑皮10g，桔梗10g，杏仁10g，苏子10g，陈皮10g，甘草3g。水煎服。

【加减】如气虚气短、身困无力者加党参12g，如咳嗽、汗出者加浮小麦30g，如腹痛加白芍15g。

【按语】此病属于受胎之后，阴虚肾亏，邪火上冲于肺，又兼肺虚元气不足，外感风邪直入于肺，肺居上焦，为五脏之华盖，内主百脉，外主皮毛，故外感直于入肺，阴虚邪火上冲于肺，肺不受邪故咳嗽。因肺喜清润而不喜燥，治当养阴清肺、止嗽安胎为主。方用沙参、麦冬、知母、贝母以养阴清肺而燥，用桑皮、杏仁、款冬花、百合、苏子以止嗽。妙在桔梗味甘辛苦而平，色白入肺，为肺家的引经专药，功能载药上浮，又能使气得升降而益和，且可保肺防燥药之上僭，故有宽胸利膈止嗽之作用，用陈皮理气，从而达到止嗽安胎的目的。

# 难 产

【脉舌】脉象滑数，舌淡红，多无苔。

【病因】受胎之后，身体衰弱，临月元气不足，气不能下达于肾，胎儿不能转动及不能脱离子宫，以致不能顺利地生产，所以形成难产。

【症状】怀胎10个月，腰酸困，腹痛。应产之时不能顺利生产，或多日胎儿不生者，皆为难产。

【治则】益气养血。

【处方】黄芪60g，当归60g。水煎服。

【加减】如产妇素常体质弱，气血不足，黄芪加倍用至120g；如一般难产者不必加减，原方即可，屡试有效。

【按语】妇女难产有多种不同情况。以上所论的难产，主要是产妇身体衰弱，气血双亏所致。由于元气不足，脾肺肾的功能失调，脾虚失职，传化失常，故临产胎儿不能脱离子宫，从而造成难产。法当益气养血，肺气足则五脏之气皆旺，血足则运化正常，正气通畅，胎儿就会顺利地降生。方用黄芪大补元气，气足则身自强，佐当归以养血，使周身脏腑的气机通畅，故治疗气血双亏的难产，服之速效。

【医案】

例一：司××，女，38岁，由于怀孕期间身体衰弱，气血双亏，产期满足，临产胎儿不能降生，产妇的爱人求余前赴诊治，余诊其脉滑数，重按无力，属于临产气血双亏之证，别无其他问题，即用难产原方1剂。水煎温服后约10分钟，产妇想解小便，随即下床解手，胎儿顺利生下，在第二天产妇爱人专来告诉其妻服药后的情况。

例二：樊××，女，32岁，怀胎满10个月，临床胎儿不能产生，产妇之兄求余前赴诊治。余诊其脉，滑数，重按无力。产妇素常虚弱，气血双亏，脾肺肾虚则周身气机不畅，脾虚则运化失职，故造成难产。

方用本病难产原方1剂，急煎温服完，不到10分钟，即顺利分娩。

# 产后腹痛

【脉舌】脉象沉细而弱，舌质淡红，多无苔。

【病因】新产之后，气血双方，内有瘀血瘀滞、恶露不尽故作腹痛。

【症状】新产之后，肚腹疼痛。

（1）腹痛按之痛甚者，内有瘀血所致，故为产后虚中有滞，法当去瘀生新。

（2）如产后腹痛按之痛轻者，为气血俱虚而腹痛。正气虚，气机不能畅，法当益气养血为主，佐以调达气机之法较为适宜。

【治则1】新产腹痛，虚中有滞者，法当去瘀生新为主，宜生化汤加减治之。

【处方】当归15g，川芎6g，桃仁10g，红花6g，黑姜灰1.5g，益母草12g，炙甘草10g。水煎服。

【治则2】新产之后，气血双虚，因正气虚气机不畅所致，法当益气养血，佐以调达气机之法。

【处方】黄芪30g，当归12g，白芍15g，陈皮10g，泽兰12g，益母草12g，枳壳10g，炙甘草5g，桔梗10g。水煎服。

【加减】如产后气血双亏，气短乏困无力，精神不振，语言低微者，法当急用独参汤，即人参10g，急煎温服。如四肢厥冷者加制附子10g温服，有回生之妙。

【按语】新产之后肚腹疼痛，乃为虚中有瘀之故，按之痛甚者内有瘀血所致。腹痛按之痛减者乃为气血双虚之故，在治疗方面，法当益气养血为主，佐以调达气机之法较为适宜，按以上二方加减，方可取效。

# 产后伤风

【脉舌】脉象微浮，舌淡红，或中有薄白苔。

【病因】新产之后，气血双虚，毛窍空疏，腠理不固，外因风邪侵袭，以致为病。

【症状】头晕头痛，发热恶风，周身困痛，咳嗽自汗出等。

【治则】生化汤加减，法宜益气养血，疏邪实表之法治之。

【处方】当归15g，川芎6g，白芷6g，防风10g，黄芪15g，桂枝6g，白芍12g，杏仁10g，炙桑皮12g，甘草3g。水煎服。

【加减】如自汗多者加牡蛎12g、浮小麦30g，如无汗者不必过汗，原方即可。口渴咽干者加麦冬12g，心下痞满不欲食加枳壳10g、桔梗10g。

【按语】产后血虚元气不足，外感风寒不可发汗，如血虚大汗出，恐伤津液，故法宜生化汤加减，兼益气养血、疏邪实表之法较为适宜。方用当归以活血，血活风自灭。佐川芎上行头角能止痛，下行血海以去瘀，故瘀除新自生。黄芪为补药之长，用黄芪大补元气，佐当归以养血，配防风其功益大，为风药之最佳，通引周身，随所引而无不至，又得桂枝、白芍调和营卫，使营分之邪达之肌表，表邪解则自汗自止，故有疏邪实表之功，并能使风邪外达，周身之痛自除，用桑皮、杏仁以止嗽清肺而润其燥。所以对产后气血双虚而受风邪者法当益气养血为主，不可过汗，汗多则伤津液，此为治疗产后外感的主要原则。

# 产后中风（产后破伤风）

【脉舌】脉象浮大弦数，舌淡红，苔薄白。

【病因】因新产之后，血虚中风，或破伤传染，外邪乘虚而入为病。

【症状】头项强，四肢抽搐，或言语蹇涩，或牙关紧闭，角弓反张，周身关节疼痛。

【治则】法宜养血活血、祛风逐瘀为主，佐以杀菌败毒之法治之。

【处方1】当归15g，川芎10g，白芷10g，僵蚕10g，全蝎10g，白附子10g，防风10g，钩藤12g，桔梗10g，甘草3g。水煎服。

【处方2】西宁大黄12g，老葱1棵，蜘蛛7个去头足，大枣7个去皮核。以上4味共合一处捣如泥，分成4丸，每服1丸，再用黄酒12g，温热调服，被盖全身微汗出为度。

【加减】如服药后盖被身出黏汗者最好。如汗出后气短者用独参汤急煎徐徐服，即党参30g急煎徐徐服。如第2方服1丸盖被汗出，症状有所缓解者，可继续再服，方可有效。

【按语】产后血虚禁忌大汗出，或服药汗出太过多，要防止伤耗津液。但产后中风即是破伤风。此病发病急骤，性情暴烈，如不急治，就会发生危险。用中药治疗此病，据临床经验，患者服药需要汗出为度，风即可除，菌可杀死，如汗不出者，就不易达到治疗目的。所以治疗产后风，必须严格保证患者服药后出汗适度，不宜太过。

# 产后发热

【脉舌】脉象沉细而弱，舌质淡红，多无苔。

【病因】多因产后血虚，阴虚而生内热，故为阴虚而发热为病，又名产褥热。

【症状】新产之后，身发热，或午后加重，夜间发热更甚。

【治则】益气养血，滋阴退阳。

【处方】熟地30g，生山药20g，萸肉15g，茯苓12g，泽泻10g，牡丹皮12g，知母10g，白芍15g，党参12g，甘草3g。水煎服。

【加减】气虚气短、身困无力、精神不振者党参加至15g，口渴咽干者加麦冬12g，如自汗出者加浮小麦30g，盗汗者加牡蛎12g，服上方身热不退者加生地15g，如心悸发惊怔忡不安及失眠者加茯神12g、炒枣仁12g，如大便干加肉苁蓉15g。

【按语】产后发热，脉象沉细而弱，身困无力，气短精神不振，乃属气血双亏。阴虚午后热甚，无表证者，不可发表，恐血虚阴亏汗出亡阳不可救药。因而法当益气养血、滋阴退阳为主。方用六味地黄汤以滋其阴而养血，如雨以润之，壮水以制火，故为治血虚阴分发热之妙剂。用知母佐白芍以敛阴，收阳归内，身热自退，加党参以扶其正，正气足则邪热除，并有阳生阴长之义。

此方用熟地为主，由于产后阴虚肾亏，熟地是滋阴补肾之要药，肾水足则邪火自下，从而达到滋阴退热之目的。

# 产后气血冲心作痛

【脉舌】脉象细数，舌质淡红，多无苔。

【病因】产后瘀血不尽，又兼怒则伤肝，以致肝胃不和，气血上冲攻心作痛。

【症状】产后血瘀，气血上冲，腹胀，胃气不和，以致心腹作痛。

【治则】调气活血化瘀。

【处方】生蒲黄10g，五灵脂10g，郁金6g。水煎温服。

【加减】如气血上冲，心腹胀满而痛者，原方服之即可，不必加减。如服原方疼痛不止加川牛膝12g、白豆蔻5g。

【按语】此病属于产后气血俱虚，虽然是虚证，但虚中有瘀，又兼怒则伤肝，以致肝胃不和，不和则滞，滞则不通，不通则痛。气为血之帅，气行则血行，气止则血止。怒则气上，喜则气缓，悲则气消，恐则气下，寒则气收，热则气泄，惊则气乱，劳则气耗，思则气结。因九气不同，故百病多生于气也。怒则气上，血也随之上冲，故气血上冲攻心而作痛为病，治以调气活血，心腹疼痛可止。

# 产后阴门肿痛

【脉舌】脉象微浮，舌质淡红，多无苔。

【病因】素因脾虚而生湿，湿郁而化热，湿热下注，阻于阴门，又加产后阴虚生燥热，又兼外感风邪所伤，以致阴门肿痛。

【症状】产后受风，阴门肿痛，微有发热之感。

【治则】养血，健脾利湿，清热祛风。

【处方】当归15g，川芎5g，桃仁6g，红花5g，泽兰15g，熟地12g，黑荆芥6g，益母草15g，炙甘草3g。水煎服。

【加减】如气虚气短者加党参15g，如口渴咽干去川芎加麦冬，如大便秘者（大便三四日一次）加肉苁蓉15g、草决明12g，如心下痞满加枳壳10g、厚朴10g。

又方（外用熏洗法）：用泽兰60g，一味煎汤熏洗，每日早晚各熏洗一次，即可有效。

【按语】本病素因脾虚而生湿，湿郁化热，湿热下注，又兼产后阴虚而生燥热，所以湿热郁滞于阴门，又加外受风邪侵犯，以致阴门肿痛为病。法当养血活血、滋阴散瘀祛风之法为主。如产后阴门肿痛轻者，单用泽兰水煎熏洗即可有效。重者与汤剂内服药，同时并用熏洗方可治愈。泽兰味苦泄热，甘和血，辛散瘀，香舒脾，入于太阴、厥阴脾肝二经，通九窍利关节，养血气长肌肉，破宿血，调月经，消癥瘕，散水肿，治产后瘀血未尽血沥腰痛、吐血鼻衄、目痛头风、痛毒扑损，补而不滞，行而不峻，为女科之要药。

　　故治产后阴门肿痛，取其活血利湿，除风消肿，并有散瘀止痛之效，为治肿痛之要剂。

# 产后便秘

【脉舌】脉象沉细微数，舌微红，干燥缺津。

【病因】因新产之后，血虚而生燥热，阴虚肾水不足而生内热，以致津液缺少，由于阴虚邪火上腾于肺，金被火克，不能制水，木旺克土，脾虚运化失常，故津液缺少，形成便秘为病。

【症状】产后大便秘结不通，或干燥至五日不解，干结不下等。

【治则】滋阴养血润燥。

【处方】当归12g，川芎5g，白芍15g，熟地20g，桃仁10g，红花5g，肉苁蓉15g，草决明30g，火麻仁20g，甘草3g。水煎服。

【加减】如气虚气短、乏困无力者加党参15g，口渴咽干者加麦冬12g、石斛12g，如腹痛则白芍酒炒并改为20g，如自汗出加浮小麦30g，如阴虚午后潮热者加生地15g、知母10g，胃满食欲不振加枳壳10g、厚朴10g，乳汁缺少者加通草10g、王不留行12g。

【按语】由于产后气血双亏，阴虚肾水不足而形成便秘为病。方用生化汤加减，以补其虚而化其瘀，滋阴养血以润其燥，则大便自然通畅，其中妙在肉苁蓉补肾以壮命门之阳，阳盛则脾土健强，故有培土生金之妙，并有阳生阴长之义，故补阳即是生阴，阴盛则津液自足，大便自润，秘结自除，乃病自愈。

# 产后乳汁缺少

【脉舌】脉象沉细而弱，舌质淡红，多无苔。

【病因】素因身体衰弱，又因产后气血双虚，或兼肝郁气机不畅所致。

【症状】产后乳汁不通，或乳汁缺少，气短乏困无力，面唇发白，或面黄肌瘦，或自汗出，胸闷不适，食欲不振等。

【治则】法宜益气养血为主，佐以疏肝解郁，调达气机之法治之。

【处方】黄芪30g，当归12g，川芎5g，通草10g，漏芦10g，王不留行15g，穿山甲10g，桔梗10g，熟地12g，陈皮10g，甘草3g。水煎服。

【加减】如服上方乳汁仍缺少者，黄芪改为40g、当归改为20g，如口渴咽干者加麦冬12g，如自汗出加浮小麦30g、牡蛎12g，胸满两肋痛者加青皮12g，如腹胀嗳气加枳壳10g、厚朴10g，如大便干加肉苁蓉15g、草决明20g，小便短少或小便黄加滑石12g。

【按语】由于产后气血双虚，又兼肝郁气机不畅，以致乳汁不通，或乳汁缺少，方用黄芪大补元气为主，气为血之帅，气为阳，故有阳生阴长之义，所以气足则血自生。佐当归为补血汤，血足则乳汁自多，其中用通草、漏芦、王不留行、穿山甲通经活络，调达气机，亦有透达乳汁之效。用川芎上引头目，下行血海，促使气血上下周流。川芎辛散，行血专而不守。熟地甘缓，滋阴补血守而不专，二味合用互有相济之妙，得黄芪为生血补血之要剂。方中用桔梗，色白入肺，载药上浮，使气得升降而益和，且能保肺，防燥药之上僭。所以气机上下通畅则乳汁自流，佐甘草和诸药解百毒，益气养血，从而达到乳汁增多的治疗目的。

# 乳腺炎

【脉舌】脉象沉细而数，舌质淡红，多无苔。

【病因】因外受风寒，毛窍闭塞，阳气不得外越，又兼怒则伤肝，肝气郁滞，气机不畅，故郁积于胞中，以致憎寒发热、乳房肿痛为病。

【症状】突然发冷发热、乳房肿痛，甚则乳房坚硬疼痛，触之痛甚，或皮色发红等。

【治则】疏肝解郁，解肌退热，消肿败毒。

【处方】当归12g，川芎5g，白芍15g，青皮10g，陈皮10g，香附10g，乌药10g，广木香3g，柴胡12g，桔梗12g，银花12g，连翘12g，穿山甲10g，瓜蒌仁10g，贝母10g，甘草3g。水煎服。

【加减】如一般发冷发热者原方服之即可，不必加减；如发冷甚者，加苏叶10g、羌活6g，如周身痛甚者加防风，发热不退者加桂枝10g、知母10g、生石膏30g。

【按语】余数十年之经验，对此病之治疗，只要是初得的乳房肿痛，服本病原方，当日即可取效。

【医案】杨××，女，35岁，住开封，于1975年患乳腺炎，身冷发热，乳房肿痛严重，来我院门诊治疗，余诊其脉沉细弦数，舌质淡红，身冷发热，体温39.2℃，据此诊断为外感风寒，毛窍闭塞，阳气不得外越，内因怒则伤肝，肝气郁滞，气机不畅，以致乳房肿痛为病。投本病原方1剂，水煎服。当日晚服药后盖被微汗出，至第2天早晨，冷热已退，肿痛全消。

# 子宫下垂

【脉舌】脉象沉细而弱，舌淡红，无苔。

【病因】多因产后气血双虚，劳伤过度，以致子宫下垂，或素常阴虚肝旺，邪火上冲，金被火克，元气不足，以致气虚下陷，肾气不固而形成子宫下脱。

【症状】子宫从阴道脱出，轻重不同。①在阴门口能看见者，为之一度。②如脱出阴门口外者，为之二度。③如脱出阴门2~3寸长者，为之三度。或劳动过度即可脱出。或休养一段时间即可收回。甚则长期下垂不为少见，或多年不愈者也是有之。

【治则】益气养血，滋阴补肾。

【处方】黄芪30g，党参15g，白术12g，陈皮10g，归身10g，白芍12g，生山药30g，山萸肉15g，熟地20g，龟板15g，五味子5g，升麻10g，柴胡10g，甘草3g。水煎服。

【加减】如年老气虚多年不愈者加高丽参10g，如白带多者加土茯苓30g、龙骨15g、牡蛎15g，久病身虚自汗出者加浮小麦30g、牡蛎15g。

【按语】此病多因产后气虚者较多。元气不足，阴虚肾亏，以致子宫下垂为病。法宜益气养血、滋阴补肾为主，方用黄芪大补元气为主，此方本属补中益气汤合并六味地黄汤加减，补中益气汤走气分，升提气虚下陷为主。用地黄汤即熟地、山药、山萸肉，滋阴补肾，肾气固，中气足，则下脱自收。其中龟板属于阴类，直入阴经，滋阴补肾并有收脱之效，妙在升麻随滋阴补肾之剂同入阴经，升提阴中之气，故治疗子宫下垂其效果极速。余在临床数十年之经验，对此病之治疗，有效者不计其数，无副作用，供临床参考。

【医案】祁××，女，26岁，于1975年患子宫下垂（三度），7个月治疗不愈，来我院门诊治疗。余诊其脉沉细而弱，舌质淡红，问其病史，因产后发病业已7个月了，曾用中西药治疗无效，故来郑求治。此病属于产后血虚元气不足，又因劳累过度，以致子宫下垂，投上面本病原方服1剂，第2天又来复诊，自述有效，仍照原方取2剂，其服3剂药后子宫完全收回痊愈。临走又取药2剂带回再服，巩固善后以免复发。

五官科部分

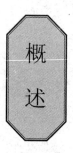

概述

　　祖国医学数千年来，对于五官科之研究极其重视，后人也有专门专科之研究。五官者即耳目口鼻喉。古云头为诸阳之会。五官居于纯阳之位，故病多风多火。如阴虚肝阳上亢邪火上冲者，理当滋水涵木之法治之。如热极生风者，法当壮水制火，平肝息风之法治之。祖国医学对五官科的研究，不是单纯性、片面性、局部性的看法和认识，而是整体观念、全面结合、综合性的疗法，使之阴阳平衡，则疾病自然消除。阴阳偏胜就是疾病，所以研究阴阳的平衡及稳定性极为重要。

# 暴发红肿眼

【脉舌】脉象浮数，舌质红，多无苔。

【病因】内因阴虚肝旺，邪火上冲。外因感受风邪郁而化热，合而为病。目为肝窍，如阴虚水亏而不能涵木，以致肝血枯燥，燥则生热，热邪上冲于目，故眼珠发红，又因外受风邪与内热结合，故发为肿痛，乃系风热为病。

【症状】两眼红肿涩痛，甚则眼睁不开。

【治则】滋阴清肝，散风消肿。

【处方】当归12g，赤芍10g，生地12g，羌活3g，防风6g，薄荷6g，栀子12g，银花12g，连翘12g，桃仁10g，红花5g，菊花10g，甘草3g。水煎服。

【加减】如头痛甚者加生石膏30g、白芷5g，如头痛甚头有热感者加川牛膝20g，如目珠胀痛加夏枯草25g，如口渴者加生石膏30g、麦冬12g。

【按语】暴发红肿眼乃系风热所致。古云除风先养血，血活风自灭，故方用当归、赤芍、生地、桃仁、红花以养血活血，佐银花、连翘以消肿，用防风、薄荷以散风邪，其中用栀子以清上焦之郁热，对此病之治疗，主要是滋阴养血、凉血润燥、清热消肿之法为主，余数十年之经验，屡试有效。

# 风火烂眼

【脉舌】脉象微浮弦数，舌质淡红，多无苔。

【病因】外受风邪感染，内因阴虚肾水不足，水不涵木，而形成邪火上冲，已久热极生风，故风热上攻为病，所以眼边烂者乃风热也。

【症状】上下眼皮发痒，或红肿发热，由于眼皮发痒，甚则揉之，揉则烂，故名风火烂眼。

【治则】滋阴疏肝，祛风清热。

【处方】当归12g，白芍12g，生地12g，菊花10g，薄荷6g，白芷6g，栀子12g，桔梗10g，甘草3g，木贼10g。水煎服。

【加减】如眼皮红肿甚则加桃仁10g、红花6g、连翘12g，如眼皮发热、目珠胀痛加生石膏25g、夏枯草25g。一般情况原方服之即可。

【外洗处方】胆矾6g，生白矾6g，枯矾6g，花椒6g，木贼10g，菊花6g，乌梅6g，杏仁5g，铜绿3g，白芷5g，黄连3g，新针7个（小扎花针）。

将新针串在一处，入药内同煎，针化为度。每日外洗3次，5~7日即可痊愈。

【按语】此病属于阴虚肾水不足，水不涵木而形成邪火上冲，又因外受风邪感染为病，法宜滋阴疏肝、祛风清热之法，服3剂，另外再用外洗法，每外洗3次为度，5~7日即可痊愈。

外用洗方时，应注意胆矾有真伪之别，此品产生于铜坑中，乃铜之精液结成。用铁针在胆矾上磨擦，铁针变为铜色者真，磨擦不变铜色者伪。伪者用之无效，所以用新针（即扎花针）7个放在药内同煎，针化为度，故名化针丹。无副作用。

【医案】马××，男，55岁，于1973年发现风火烂眼，曾治疗数月不愈。余诊其脉，微浮弦数，舌质淡红，7个月治疗不愈。现仍是两眼皮红肿痒痛烂。脉浮者为风，弦者主肝，数则为热，故为风火烂眼，同时投上面原方服2剂，又用化针丹洗法，每日洗3次，共洗5日痊愈。

# 鼻衄（鼻出血）

【脉舌】脉象虚浮微数，舌微红，无苔。

【病因】素常阴虚阳盛，邪火上冲。或夏月阳旺，炎热熏蒸，以使鼻衄不止为病，血热则妄行是也。

【症状】突然鼻孔出血不止，甚则头晕，面唇发白，形成严重贫血，甚则昏晕欲倒。

【治则】法宜滋阴凉血为主，佐以清热止血之法治之。

【处方1】犀角（水牛角）6g，生地15g，麦冬10g，茅根30g，旱莲草20g，竹叶3g，白芍12g，甘草3g。水煎服。

【处方2】生地15g，黑白芍15g，黑地榆12g，黑荆芥6g，黑栀子10g，升麻10g，白茅根15g，乌梅12g，麦冬10g，竹叶3g，灯心草3g，甘草3g。水煎服。

【处方3】用好醋50g，温热服之，立即有效。

【按语】鼻衄者，乃系阴虚阳旺，邪火上冲，或夏天阳盛炎热熏蒸，以致血热妄行，鼻衄不止，法宜清热凉血止血之法为主。

如一般鼻出血者，采用第3方即可有效。如鼻出血经治疗后血止，或继续又出者，采用第1方煎服即可。如经常鼻衄者，或其他治疗方法无效者，采用第2方治之。此方有什么特效？上方之效，妙在升麻，如人有后重之病者，气滞也。气滞于中必上行，而后能下降。或有人大小便秘者，用通利药而罔效，重加升麻而反通。朱丹溪曰：气升则水自降。《黄帝内经》曰：地气上升为云，天气下降为雨，天地不变，则万物不通也。余临床50年之经验，升麻升清降浊，散风热，消肿毒，又能使清气上行，而解疫疬之毒，浊气下降而郁热自除。热除则血自不妄行，故治鼻衄，屡试屡验，无副作用。

【医案】患者张××，男，28岁，于1975年患鼻衄数日不愈。余诊其脉虚浮微数，舌尖红，无苔。问其病史，素常身体虚弱，有时头痛、头晕、失眠，在10日前忽然流鼻血，每日都要发作，方用上面本病第2方服1剂即止，照原方继续再服2剂，以免复发。

# 扁桃腺炎

【脉舌】脉象微浮而数，舌质红，中心有薄白苔，甚则微黄。

【病因】患者素常阴虚肝旺邪火上冲，又加感受风邪入里郁而化热，此病多发于冬末春初之际，因春季属木，肝气旺盛，阳气上升，疫邪乘机妄动，人所受之即病，又因肝旺木克土，脾虚而不能生金，肺气衰弱，肺主皮毛，脾肺虚损易感邪，邪之所凑，其气必虚是也。

【症状】微恶寒发热，头晕身困，咽喉两侧红肿疼痛，甚则汤水不能下咽。红肿热盛者，化脓亦不为少见。

【治则】清温退热，清肺败毒。

【处方】玄参15g，升麻10g，银花12g，连翘12g，牛蒡子10g，桔梗12g，苏叶10g，乌梅6g，薄荷6g，蒲公英12g，栀子10g，甘草3g。水煎服。

【加减】如头痛加白芷6g、生石膏30g，如头晕加泽泻10g，如胃满不消加枳壳12g、厚朴12g，渴加花粉10g。如腮腺炎发，即耳下前后结肿，一名叫肿脖瘟，加前胡12g、柴胡12g。

【按语】此病本属风热为病，但由于本身阴虚肝旺，邪火上冲与风热结合所致，多发于冬末春初之时，春风旺盛，风为天之气，属阳；风为六淫之首，百病之长，无所不入，人最难防，其中人者速，其为病者广。风为阳邪，入里郁而化热，故为风热所致。春季属木，肝木旺盛，木克土则脾虚失职，运化失常，脾土不能生金，金不能制木，又不能生水，水不涵木，故形成阴虚肝火旺盛，邪火上冲于肺，咽喉即红肿疼痛，按现代医学即所谓扁桃腺发炎。

方用玄参黑色属肾，肾属阴为水脏，壮水以制火；升麻升阳而解疫疠之毒，用银花、连翘、蒲公英消肿败毒并有消炎之作用，牛蒡子清热解毒而消肿痛，用苏叶疏表邪而散外寒，用薄荷以辛凉疏表邪而散风热，用乌梅以酸敛佐苏叶、薄荷二味一发散一收敛肿痛自消，栀子清三焦之火，用桔梗味甘辛色白入肺，载药上浮，使气得升降而益和且保肺防燥药之上僭，故肿痛自消，疾病自愈。

如腮腺发炎者，按以上原方加柴胡、前胡二味，一升一降故肿痛即可自消。

【医案】

例一：杨××，女，13岁，于1975年患咽喉肿痛，即扁桃腺发炎数日不愈，余诊其脉，微浮而数，舌质红，咽喉肿痛严重。本病原方服1剂，第2天早晨肿痛消失，痊愈。

例二：张××，女，16岁，于1974年患咽喉肿痛，汤水不能下咽，身冷发热40℃。余诊其脉浮而数，脉浮者为阳主风，数则为热，属于风热束滞为病，同时住院治疗，当日下午5时住院，本病原方服1剂，第2天早晨咽喉肿痛消失，至下午5时痊愈出院。

# 口腔炎

【脉舌】脉象沉细而数，舌质红，中心苔腻而黄。

【病因】素因多食辛辣食物，而多生热，或饮食伤于脾胃，脾虚而生湿，湿郁而化热，湿热之邪上冲，以致口腔红肿疼痛，甚则口腔溃疡。阴虚邪火上冲为病者较多。

【症状】口腔及唇舌发红，或有片状型溃疡，疼痛。

【治则】滋阴清热利湿。

【处方】焦生地30g，玄参15g，升麻10g，薄荷6g，生石膏30g，川牛膝15g，茯苓15g，甘草3g。水煎服。

【加减】如身发热者加知母10g、葛根15g，如咽喉肿痛者加桔梗12g，如牙齿痛者加细辛0.5g，如口干或发热者加麦冬12g、花粉10g、葛根10g，如小儿口腔发炎或溃烂则原方量按小儿年岁大小酌减。如小儿1周岁者原方量减去3/4即可。药性平淡味甘，无副作用。

【按语】口腔炎一病，多属湿热上攻，或阴虚邪火上冲，二者合而为病，方用焦生地滋阴以退阳，玄参黑色属肾，肾者属水，壮水以制火，使邪火不再上冲，用生石膏以清胃中之热，佐薄荷以消口腔之炎，用茯苓以利湿使热邪可从小便而出，用升麻升阳而解热毒，使川牛膝又能引上焦之热下行，邪热下降，则口腔之火自消。

其中甘草味甘性平，生用清热消炎，和诸药解百毒，又能使湿热除，从而达到消炎治疗之目的。

# 中耳炎

【脉舌】脉象沉细弦数，舌质微红，多无苔。

【病因】阴虚肾水不足，水不能涵木，肝火旺盛，以致邪火上冲于耳，故使肿痛，甚则溃疡，向外流脓水，或已久不愈。

【症状】耳内肿痛，或溃疡向外出水、出脓，甚则数年不愈。

【治则】滋阴平肝，清热败毒，消肿止痛。

【处方1】玄参25g，升麻10g，薄荷6g，茯苓25g，银花12g，连翘12g，甘草3g。水煎服。

【处方2】茯苓120g，甘草10g。水煎服。

【加减】如成年人，原方服之即可。如小儿未满1周岁或1周岁左右，原方量减去3/4，徐徐服，或煎一次分4次服完也可。每隔4小时服一次，较为适宜。

【按语】此病属于阴虚肾水不足，水不涵木而形成肝肾之火上冲于耳，以致肿痛不消，甚则化脓，或延长日久不愈。

一般耳内肿痛，或流水出脓，服第1方即可有效。方用玄参色黑属肾，壮水以制火，用升麻升阳而解毒，佐银花、薄荷以消肿，又能疏散肝肾之风热。茯苓交通心肾，水火既清，邪火自不上冲，并能使浊热之邪可从小便而出。

如中耳炎久治不愈者，方可用第2方，服之屡试有效，临床治愈者不计其数，无副作用。

# 风火牙痛

【脉舌】脉象微数，舌质红，苔薄白。

【病因】外因外感风寒入里郁而化热，内因阴虚肝火旺盛，热极生风，故风热上冲所致。

【症状】牙齿疼痛，面颊腮肿。

【治则】散风清热，消肿止痛。

【处方】生地15g，熟地15g，党参15g，陈皮12g，荆芥6g，薄荷6g，竹叶3g，灯心草3g，甘草3g。水煎服。

【加减】如疼痛剧烈不止者，加细辛3g、生石膏30g；一般情况下原方服之即可，不必加减。注意根据临床经验，轻者服1剂而愈，重者连服3剂除根。

【按语】此病本属外受风邪入里化热，内因阴虚肝火旺盛为病。古云邪之所凑，其气必虚是也。所以方中用生地、熟地以滋其阴，壮水以制火。党参味甘性平属阳，大补元气，扶正以抗邪，并有阳生则阴长之义。荆芥、薄荷以散风热，消肿而止痛。用竹叶、灯心草以清胃中之热，使上焦之火下降，又能使邪热从小便排出，故有釜底抽薪之妙。用陈皮以理气，使上下之气通畅，气机通畅则肿痛自消，从而达到祛风清热、消肿止痛之目的。

# 肝气牙痛

【脉舌】脉象沉弦数，舌质微红，无苔。

【病因】①多因本人素常性情急躁而多生火。②或因怒则伤肝，肝气上冲以致邪火随之上攻，古云：气有余者即是火。③又因阴虚水不涵木而形成肝血枯燥而多生热，热极邪火上冲。以上三因合而为病，故称为肝气牙痛。

【症状】牙齿疼痛，或因牙痛影响头痛、面颊痛，或时痛时止，或跳窜痛、阵发性痛。属于肝气牙痛者，突然疼痛剧烈，阵发性痛为主要特征。

【治则】滋阴平肝，清热止痛。

【处方】当归12g，白芍20g，槟榔12g，生地15g，熟地15g，细辛3g，生石膏30g，川牛膝15g，升麻6g，薄荷6g，夏枯草30g，甘草3g。水煎服。

【加减】如一般肝气牙痛者，原方服之即可。如病势严重，疼痛剧烈不止者槟榔改为20g，生石膏改为60g，有效即可继续再服。如大便干燥者加草决明30g，或再加槐角10g更效。

【按语】此病本属怒则伤肝，肾水不足，水不涵木，以致肝气上攻，邪火随之上冲为病。古云：气有余者即是火。又云，凡是痛者有三：①慢痛为寒；②紧痛为气；③紧急痛者为热。如剧烈疼痛者，乃气滞火盛也。故方用当归、白芍以养血平肝，用生、熟地以滋其阴，壮水以制火，用升麻以升清阳，佐石膏以治牙痛。热极必生风，故加薄荷以消风热。用夏枯草调肝气，解肝郁，清肝火，佐细辛以止齿痛。其中用川牛膝能引上焦之火下行。由于气滞邪火上冲，唯槟榔功效最速。槟榔性如铁石，攻坚去滞，破结气，又能使至高之气下行，气下则邪火自降，其痛自止矣。

# 阴虚牙痛

【脉舌】脉象沉细微数，舌质淡红，多无苔。

【病因】多因素常身体衰弱，肾水不足，或疲劳过度，阴虚肾亏，或久病肾水不足，水不能涵木，而形成肝火旺盛，以致阴虚邪火上冲于牙齿而疼痛为病。

【症状】牙齿疼痛，或上午轻、下午重，夜则更甚。或受寒热刺激者则痛，故为阴虚牙痛。

【治则】法宜滋阴补肾，益气为主。

【处方】生地30g，熟地30g，玄参30g，党参30g。水煎服。

【加减】如一般肾水不足，或房劳过度以致阴虚者，原方服之即可，不必加减。如头痛者加菊花10g、薄荷6g，如头痛者加川牛膝15g，目珠胀痛者加夏枯草30g，如头晕者加山茱萸10g、泽泻10g。

【按语】阴阳是对立的，又是统一的，人是有机的整体，阴阳偏胜就是疾病，阴阳平衡则病消除。所以阴虚肾水亏，水不足则不能涵木，而形成肝火旺盛，故以致牙齿疼痛为病。法宜滋阴补肾益气为主。方用生、熟地滋阴补肾，用玄参色黑属肾，壮水以制火。其中用党参大补元气属阳，故有阳生则阴长之义。所以水足则邪火自降，火下则疼痛自除，乃病自愈。

余临床50年之经验，用此方对于阴虚牙齿疼痛之治疗，有效者不计其数，或阴虚血虚发热者，服之也能立竿见影。

五官科部分